Harmonisez votre corps et votre esprit

Données de catalogage avant publication (Canada)

McDermott, Ian

Harmonisez votre corps et votre esprit: avec la programmation neurolinguistique

Traduction de: Neuro-linguistic programming and health.

1. Programmation neurolinguistique. 2. Esprit et corps.
3. Santé – Aspect psychologique. 4. Guérison par l'esprit. I. O'Connor, Joseph. II. Titre.

BF637.N46M2314 1997 158.1 C97-941094-0

DISTRIBUTEURS EXCLUSIFS:

- Pour le Canada et les États-Unis:
  MESSAGERIES ADP*
  955, rue Amherst
  Montréal, Québec
  H2L 3K4
  Tél.: (514) 523-1182
  Téléc.: (514) 939-0406
  * Filiale de Sogides ltée
- Pour la Belgique et le Luxembourg:
  PRESSES DE BELGIQUE S.A.
  Boulevard de l'Europe, 117
  B-1301 Wavre
  Tél.:(010) 42-03-20
  Téléc.: (010) 41-20-24
- Pour la Suisse:
  TRANSAT S.A.
  Route des Jeunes, 4 Ter
  C.P. 125
  1211 Genève 26
  Tél.: (41-22) 342-77-40
  Téléc.: (41-22) 343-46-46
- Pour la France et les autres pays:
  INTER FORUM
  Immeuble Paryseine, 3, Allée de la Seine,
  94854 Ivry cedex
  Tél.: 01 49 59 11 89/91
  Téléc.: 01 49 59 11 96
  Commandes: Tél.: 02 38 32 71 00
  Téléc.: 02 38 32 71 28

L'ouvrage original anglais a été publié par
Thorsons, une division de HarperCollins*Publishers*,
sous le titre *NLP and Health*

Dépôt légal: 4e trimestre 1997
Bibliothèque nationale du Québec

ISBN 2-8904-4628-X

Ian McDermott et Joseph O'Connor

Harmonisez votre corps et votre esprit

Traduit de l'anglais par Louise Drolet

Avec la programmation neurolinguistique

le jour, éditeur

Avant-propos

La «magie» de la neurolinguistique suscite énormément d'intérêt depuis une décennie. Cela a eu pour effet d'accroître la demande populaire à l'égard de l'apprentissage de la PNL et de l'application de ses principes dans des contextes toujours plus généraux.

Depuis dix-sept ans que j'utilise les techniques d'intégration corps-esprit en médecine clinique, j'ai observé maints emplois «corrects-et-réussis» ainsi que «incorrects-et-ratés» de ces méthodes. Cependant, j'ai également été témoin de nombreuses applications «incorrectes-et-réussies» et «correctes-et-ratées» de ces procédés, y compris ce qu'on pourrait appeler les techniques officielles de la PNL. Force m'est donc de conclure que le chemin du succès *ne* passe *pas* par l'application formaliste et rigide de la «technique spécifique X au problème spécifique X», qu'il s'agisse d'une technique de PNL ou d'une autre.

Les hypothèses de base ou présupposés de la PNL sont aussi ses principes directeurs. Il va sans dire que le «principe-principal» demeure *le respect du modèle du monde de l'autre personne*! Ces présupposés sont aussi essentiels à l'apprentissage de la PNL qu'à l'application de cette discipline. Le processus ne peut certainement pas être efficace si ces principes sont bafoués.

Nous reconnaissons donc un certain nombre de principes directeurs: que tout comportement recèle une intention positive. Que toutes les techniques devraient servir à élargir l'éventail des choix perçus par la personne. Qu'il n'y a pas d'échec, seulement des retours d'information ou *feedback*. Que les êtres humains possèdent toutes les aptitudes nécessaires pour réussir. Que la personne la plus souple est celle qui traversera avec le moins de difficulté les situations épineuses pour opérer le changement désiré. Nous reconnaissons en outre que le fait de s'accrocher de manière rigide à une technique spécifique suscitera de la résistance chez un client/patient; cela indique une absence de rapport. Le problème, par conséquent, n'est pas relié au refus de changer du client, mais bien au manque de souplesse du communicateur/praticien. Et puisque le sens d'une communication est lié à la réaction qu'elle suscite, le praticien doit faire preuve d'une souplesse constante dans ses interactions s'il veut que son patient acquière une plus grande flexibilité, perçoive un plus grand nombre de choix, apprenne davantage et exprime plus à fond sa capacité d'accomplir le changement désiré.

Très bien, et puis après?

Ma foi, étant donné que nous avons déjà en nous tout ce qu'il faut pour réussir, l'application de méthodes d'intégration corps-esprit comme la PNL nous permet tout simplement d'atteindre et de mobiliser plus facilement nos aptitudes à changer. Si l'on pouvait partager et enseigner les principes et aptitudes relatifs à la PNL d'une manière claire, simple et «démystifiée», on apporterait une contribution encore plus grande à l'humanité — car la PNL permettrait à un nombre croissant de gens d'exprimer ces facultés et, par conséquent, de grandir.

Or, c'est précisément ce que Joseph O'Connor et Ian McDermott ont accompli dans le livre que voici.

Grâce à mon association des deux dernières années avec Deepak Chopra — en tant qu'ancien adjoint au directeur médical du Center for Mind Body Medicine (Centre de la médecine du corps et de l'esprit), qui porte aujourd'hui le nom de Chopra Center for Well-Being (Centre du bien-être Chopra) —, j'ai eu le merveilleux privilège d'être le principal clinicien dans un environnement où s'effectue une formidable synthèse de nombreuses techniques de guérison, disciplines et méthodes d'intégration du corps, de l'esprit et de l'âme.

Il y a quelque temps, j'ai découvert que les présupposés de la PNL concordaient avec les principes relatifs à la communication et à la guérison de l'Ama mental et émotionnel (toxines) du Soi, tels qu'il sont décrits dans le *Caraka Samhita*. Il s'agit là du texte sanskrit de l'Ayurvédisme, ou Science de Vie, qui date de plusieurs milliers d'années! Bien que la PNL puisse apparaître comme une «jeune» discipline âgée d'à peine vingt ans, son essence a été reconnue et appliquée dans toute l'histoire de la civilisation. Les principes et la pratique de la PNL s'accordent tout naturellement avec la science et la pratique globales de l'ayurvédisme et de la médecine du corps et de l'esprit.

À l'heure actuelle, de nombreux praticiens de la guérison ont trouvé un équilibre confortable entre le processus neurolinguistique de changement et un modèle général de croissance spirituelle, de transformation et d'évolution. En fait, c'est précisément l'«esprit» des présupposés en tant que principes directeurs qui crée le milieu et l'état propices au changement au sein duquel les techniques spécifiques de la PNL peuvent être efficaces.

Les auteurs ont compris cela et l'expriment clairement.

Leur habileté à démystifier, soit à simplifier des concepts complexes tout en conservant l'efficacité et la clarté nécessaires, m'a impressionné. En fait, cela démontre leur maîtrise du mystère.

J'applaudis leur travail.

Il en résulte un guide bien écrit et facile à assimiler sur la guérison et le changement. C'est un merveilleux outil pour nous tous en tant que praticiens de la guérison et étudiants de la vie.

Je vous invite à poursuivre votre lecture et à vous en délecter!

Dr Enrico Melson

Introduction

Être en santé équivaut-il à ne pas être malade? La santé, c'est sûrement plus que cela. Pour nous, la santé physique est à la fois un état et une aptitude — être en santé, c'est posséder l'énergie et la compétence nécessaires pour faire ce qui nous tient à cœur et nous donne du plaisir, et être capable de se guérir.

Être en santé a quelque chose de paradoxal: en effet, on ne peut pas «vouloir» être en santé, on peut seulement observer la merveilleuse faculté de guérison du corps entrer en jeu naturellement. Que vous soyez riche ou pauvre, vertueux ou cruel semble faire peu de différence.

La santé est un état positif qui ne nous oblige pas à renoncer au plaisir. Elle découle naturellement de notre mode de vie — de nos relations, de notre régime alimentaire, de l'endroit où nous vivons et de la façon dont nous vivons. La santé n'est pas un bien mais plutôt un processus. C'est quelque chose que nous créons ainsi que le résultat de notre façon de penser et de sentir. C'est un état d'être.

Il est intéressant de noter que la recherche médicale s'égare de plus en plus sur des territoires qui étaient autrefois la chasse gardée des psychologues. Il devient de plus en plus difficile de tirer un trait entre les facteurs physiques et mentaux qui conduisent à la maladie. Vouloir séparer le corps et l'esprit, lorsqu'il s'agit de santé et de maladie, c'est comme essayer de séparer au couteau le sel de l'eau de mer. Le corps et l'esprit s'influencent constamment l'un l'autre pour créer la maladie ou la santé. Ce ne sont pas les corps qui tombent malades, mais bien les gens.

Le livre que voici porte sur la santé et la guérison et non sur la maladie et la guérison. Notre but est de compléter le modèle médical existant et non de le supplanter ou de proposer un modèle de rechange. Nous voulons explorer des façons de stimuler nos incroyables pouvoirs naturels de guérison — atteindre les régions qui sont hors de portée de la médecine conventionnelle.

La médecine moderne excelle dans le traitement des urgences médicales et chirurgicales telles les fractures, les blessures corporelles, l'appendicite et les infections bactériennes graves comme la pneumonie, qui répondent bien aux antibiotiques. Elle peut sans nul doute sauver des vies humaines. Elle possède en outre des procédés efficaces pour faire face aux urgences comme les infarctus, les accidents cérébrovasculaires et les complications qui surviennent durant les accouchements. Toutefois, pour ce qui est des maladies inhérentes à la vie moderne comme les allergies, l'hypertension, l'arthrite, l'asthme, le cancer, l'ostéoporose, les infections virales et les troubles alimentaires, la médecine moderne a beaucoup moins d'assurance.

Nous en savons long sur les mécanismes de la maladie mais très peu sur ceux de la santé. Une douzaine de personnes peuvent être exposées à une infection et pourtant deux d'entre elles seulement tomberont malades. La médecine peut vous expliquer en détail *comment* elles sont tombées malades, mais pourquoi ces deux-là seulement? Qu'est-ce qui a protégé les dix autres? De même, sur deux personnes qui fument comme des locomotives, se nourrissent mal et occupent un emploi stressant qui exige de longues heures de travail, une seule tombera malade. Pourquoi? Nous sommes tous constamment exposés à des micro-organismes contagieux et nul ne peut échapper au stress, au chagrin et à la souffrance. Pourtant, la maladie constitue l'exception et non la règle. Nous tenons notre santé pour une chose assurée... jusqu'à ce que nous tombions malades. Notre système immunitaire travaille constamment à nous garder en santé de même que notre cœur continue de battre et nos poumons, d'aspirer de l'air. Une immunité réduite est sans nul doute un élément critique de toute maladie sinon nous serions continuellement malades.

La santé et la maladie sont des expériences subjectives. Chacun les définit pour soi en fonction, surtout, de ses sentiments. Il n'existe pas de «santé-o-mètre» permettant de mesurer objectivement la santé ni de «douleur-o-mètre» pour mesurer la douleur de manière objective. Comme la programmation neurolinguistique (PNL) est l'étude de la structure de l'expérience subjective — comment nous créons notre propre monde interne unique —, elle convient parfaitement à l'exploration de la santé.

La PNL a pris son essor vers le milieu des années soixante-dix. Au cœur de cette discipline se trouve ce qu'on appelle la «modélisation», une technique qui consiste à découvrir comment nous faisons ce que nous faisons. La PNL modélise l'excellence dans tous les domaines — santé, sports, communication, enseignement et apprentissage, administration des affaires et leadership, afin que l'on puisse enseigner ces compétences. Elle modélise des personnes réelles et non des idéaux abstraits, mettant ainsi en évidence ce qui est possible et ce qui a été fait jusqu'ici. Son but est l'excellence pour tous. Dans ce livre-ci, nous modélisons la santé.

Il n'existe pas de régime alimentaire universel, de programme d'exercice ni de méthode de pensée positive susceptibles d'aider tout le monde en tout temps. Les besoins varient, non seulement entre les gens, mais aussi chez une même personne dans le temps. Vous apprendrez comment modéliser vos propres états d'excellence et améliorer votre santé.

La PNL recouvre trois notions principales: le terme «neuro» se rapporte à la neurologie, soit le lien entre le corps et l'esprit à travers le système nerveux. Le vocable «linguistique» a trait au langage, soit comment nous nous influençons les uns les autres et nous-mêmes à travers le langage. (Le vocabulaire médical de la santé et de la maladie comporte des suppositions intégrées qui conduisent nos pensées dans des sentiers battus.) Le terme «programmation» fait référence à des séquences répétées de pensées et de comportements, soit comment nous agissons pour atteindre nos buts et les conséquences de nos actions. Nos choix et aptitudes individuels constituent ses centres d'intérêt.

Comme la PNL est une discipline extrêmement vaste, il va sans dire que ce livre reflète notre propre vision de l'application de la PNL à la santé. Il s'agit d'un guide pratique. Notre but n'est pas d'enseigner la PNL, de même que vous n'avez pas besoin de posséder des notions de PNL ou de médecine pour le comprendre et l'utiliser. La PNL n'est pas une médecine parallèle, c'est un ensemble d'idées et une façon de penser. Son but n'est pas de vous inculquer le «bon» modèle du monde, mais plutôt d'enrichir le vôtre. La PNL est une discipline pratique — on l'emploie pour opérer des changements et obtenir ce que l'on veut. Le but, c'est d'être en santé.

On peut aborder une vaste gamme de sujets dans un livre sur la santé et nous avons choisi ceux qui nous paraissaient les plus utiles. De plus, au lieu de couvrir tous les aspects de la PNL, nous examinons quelques-unes de ses principales applications pour améliorer sa santé et son bien-être. Nous avons accordé une grande place aux croyances sur la santé, car elles influent sur nos comportements et notre mode de vie, et renforcent ou bloquent l'effet des traitements médicaux. Nous nous penchons également sur trois des principaux obstacles à la santé: le stress, la douleur et le vieillissement. Le principal message que nous voulons vous transmettre à travers ce livre, c'est que vous *pouvez* influencer votre santé physique — votre corps est une partie intégrante de vous-même, ce n'est pas une machine qui se détraque à l'occasion, et il possède une étonnante capacité d'apprendre et de se guérir lui-même.

Comment, donc, amorcer votre recherche d'une meilleure santé? Il n'existe pas de réponse unique à cette question, mais voici une histoire mettant en vedette Mullah Nasrudin, saint homme soufi doublé d'un farceur.

Nasrudin traversait souvent à cheval la frontière entre l'Iran et l'Iraq. À chacun de ses passages, il transportait un sac de pierres précieuses et un autre de potions médicinales, pour lesquels il était nanti d'un laissez-passer en bonne et due forme. Lorsque le garde l'interrogeait sur la nature de son commerce, Nasrudin répondait immanquablement: «Je fais de la contrebande.»

Le garde ne manquait jamais de le fouiller, mais il ne trouvait jamais rien d'inhabituel. À chaque voyage, la prospérité croissante de Nasrudin intensifiait les soupçons du garde.

En fin de compte, Nasrudin finit par se retirer des affaires. Le rencontrant un jour lors d'un événement social, le garde lui dit: «Nasrudin, maintenant que tu as pris ta retraite et te trouves à l'abri des poursuites, dis-moi, je t'en prie, ce que tu passais en contrebande que nous n'avons jamais trouvé et qui t'a rendu aussi riche.»

«Des chevaux», répondit Nasrudin.

C'est à l'endroit le plus évident qu'un secret est le mieux caché et on peut le trouver si l'on cesse de penser qu'il est caché. Nous cherchons souvent à l'extérieur de nous des réponses qui se trouvent à l'intérieur.

C'est à vous qu'il incombe de créer votre santé chaque jour de votre vie. La santé ne se trouve pas dans les médicaments, pas plus qu'elle n'est dispensée par les médecins, quelles que soient leur philosophie et méthodes de traitement, et que celles-ci soient conventionnelles ou non. Étourdis par les étonnants traitements et médicaments que la médecine ne cesse de mettre à jour, nous oublions qu'il s'agit là de mesures surtout héroïques destinées à des maladies déjà très avancées. La maladie est un signal tardif qui indique que quelque chose cloche et doit être redressé. Pour la plupart d'entre nous, ce sont nos actions d'aujourd'hui qui importent le plus en regard de notre santé. Nous explorerons des façons de changer avant que la maladie ne devienne insistante.

Nous croyons que la santé est une façon d'être dans le monde et nous vous offrons ce livre comme une sorte de carte pour vous guider vers elle.

Votre santé est importante. Nous voulons vous proposer de nouvelles façons de l'améliorer. Nous vous supplions de tirer pleinement parti de toutes les ressources qui s'offrent à vous en matière de santé, y compris votre médecin. Nous tenons à préciser que ce livre ne peut remplacer les conseils et traitements d'un médecin ou d'un professionnel de la santé.

Chapitre premier

La santé, la médecine et les niveaux logiques

Administrer des médicaments dans le cas de maladies qui se sont déjà déclarées et étouffer des révoltes qui ont déjà grandi est comparable au comportement des personnes qui entreprennent de creuser un puits alors qu'elles ont déjà soif ou se mettent à couler des armes alors qu'elles sont déjà engagées dans la bataille. Ces actions n'arrivent-elles pas trop tard?

Classique de médecine interne
de l'empereur chinois, 200 av. J.-C.

Qu'est-ce qu'être en *santé* signifie pour vous?
Comment définiriez-vous le fait d'être en santé?
Quel effet cela fait-il?
Qu'êtes-vous capable de faire?
Comment savez-vous que vous êtes en santé?

Ces questions concernent votre définition personnelle de la santé. Nous espérons que vous vivrez celle-ci plus pleinement au fil de votre lecture. C'est à dessein que nous avons employé l'expression «être en santé» plutôt que «la santé». Être en santé est une condition dans laquelle vous êtes activement engagé, une chose que vous *faites* tandis que la «santé» est un nom, un concept statique. Il y a une différence entre les deux. Vérifiez pour vous-même: pensez «je suis en santé». S'il vous vient une image mentale, il y aura sans doute du mouvement dans cette image tandis qu'une représentation de «la santé» a de bonnes chances de ressembler à une photographie. Voilà un exemple de PNL — de la façon dont les mots que nous employons modifient notre expérience subjective.

Cela peut-il faire une différence? Assurément. Une image statique de la santé peut vous apparaître comme un réalité distincte à saisir à un moment donné du futur plutôt qu'un état que vous vivez maintenant. Même si nous employons les deux expressions dans ce livre, pensez à la santé comme à un processus, comme à une chose que vous créez sans arrêt.

Conserver son équilibre

Quand vous êtes en santé, vous êtes capable de mener votre vie comme vous l'entendez, tant sur le plan personnel que sur les plans affectif, social et spirituel. Si vous êtes en santé, cela laisse supposer que vous visez certains buts. La maladie et les malaises vous privent de la liberté de poursuivre ces buts. Nous pensons aussi qu'être en santé est un état dans lequel le corps, l'esprit et l'âme sont en équilibre, un état naturel où l'on est soi-même. Chacun de nous est unique et possède un état d'équilibre qui lui est propre. Il n'existe pas de «recette de la santé» susceptible de convenir à tout le monde. Cet équilibre ressemble à celui de l'athlète qui marche sur une poutre: il bouge et ses mouvements sont fluides. Pour conserver votre équilibre, vous devez sans cesse effectuer de petits réajustements, changer votre position et osciller. Un brusque coup de vent peut vous déséquilibrer. Vous oscillez pendant un moment, puis vos pouvoirs naturels de guérison vous ramènent en équilibre. Peut-être étiez-vous «trop près du bord». Plus vous êtes rigide, plus vous avez de chances de tomber.

Il n'existe pas d'état de santé monolithique qui s'opposerait à la maladie. Notre corps s'adapte constamment aux situations changeantes. Personne ne peut échapper complètement à la maladie, à la perte, au chagrin et à l'inquiétude. Nous affrontons de notre mieux les «coups et flèches d'une indigne fortune». Notre corps possède une faculté de guérison fabuleuse et innée, faculté que nous négligeons souvent pour tendre la main vers notre armoire à pharmacie. Parfois nous avons aussi besoin d'une aide extérieure sous forme de traitement médical pour renforcer notre processus de guérison naturel et retrouver notre équilibre.

Nous faisons une distinction ici entre malaise et maladie. La maladie comme telle est un processus pathologique démontrable tandis que le malaise est une expérience subjective, le sentiment que tout ne va pas pour le mieux. Nous ressentons ce malaise dans notre corps mais il affecte toutes les facettes de notre vie: notre travail, nos relations avec autrui et notre image de nous-mêmes. Il se peut que ce malaise n'ait pas de cause apparente, que le médecin ne trouve rien qui «cloche», pas de maladie, mais ce sentiment n'en est pas moins réel.

La médecine moderne a tendance à traiter tous les malaises comme des maladies. Du point de vue de la guérison, la maladie est un cas particulier de malaise qui peut nécessiter un traitement médical professionnel. Nous sommes malades quand nous avons perdu notre équilibre et avons besoin d'une aide extérieure pour la retrouver. Pour guérir d'une maladie, nous devons mobiliser nos propres pouvoirs de guérison.

La plupart des malaises sont autolimitatifs — certaines recherches avancent un chiffre aussi élevé que quatre-vingts pour cent[1] *—, c'est-à-dire que nous nous guérissons nous-mêmes avec ou sans intervention médicale.*

Dans un grand nombre des autres cas, le traitement médical réussit — de manière souvent dramatique. Chez certains patients, toutefois, un diagnostic erroné, un traitement inadéquat, les effets secondaires néfastes d'un médicament ou des complications chirurgicales peuvent entraîner des troubles iatrogéniques, c'est-à-dire causés par le traitement lui-même.

Trois mille ans de médecine

Il y a près de deux mille cinq cents ans, Hippocrate enseignait que lorsqu'une personne est en santé, cela prouve qu'elle a atteint un état d'harmonie tant à l'intérieur d'elle-même qu'au sein de son environnement, et que ce qui influe sur l'esprit influe aussi sur le corps. Aujourd'hui, il semble que nous revenions peu à peu à ce point de vue. Comme le disait Mark Twain: «Les anciens nous ont volé toutes nos meilleures idées.»

Ce principe a disparu au dix-septième siècle, au moment où le courant de pensée scientifique dirigé par Descartes en Occident divisait les êtres humains en deux parties distinctes: le corps *(soma)* et l'esprit *(psyche)*. Deux termes différents furent pris à tort pour deux entités distinctes, ce qui donna naissance à une pensée dualiste et à une médecine dominée par le corps. Il fallut attendre le milieu du vingtième siècle pour que les influences de la psychologie sur le corps fassent l'objet d'une étude scientifique valable. D'une certaine façon, on considérait le corps comme une chose «réelle» tandis que l'esprit ne l'était pas, de sorte que les pensées étaient jugées «irréelles». Tout ce qui ne possédait pas un fondement physiologique solide et visible était «tout dans la tête». L'expérience subjective ne comptait pas. Un patient était un corps à guérir, et la médecine se concentrait largement sur le traitement des maladies et des malaises en tant que déviations par rapport à une norme biologique, recourant aux interventions physiques pour compenser tout déséquilibre. L'athlète évoluant gracieusement sur la poutre fut remplacé par un robot.

La période entre 1780 et 1850 est considérée comme «l'âge de la médecine héroïque» (il fallait certainement être un héros pour supporter les traitements de cette époque!). La saignée (en général, on prélevait un litre de sang à la fois) était le traitement le plus couramment appliqué à une grande variété de maux. La purgation intestinale constituait un autre traitement populaire souvent provoqué par du calomel (chlorure mercureux) et entraînant de fréquents empoisonnements au mercure. Ces traitements héroïques ont certainement précipité la mort de bien des patients.

En 1803, un pharmacien allemand isola la morphine de l'opium. Vers la fin du dix-neuvième siècle, les méthodes héroïques furent remplacées par l'usage de grandes quantités de morphine et de cocaïne dans le traitement de nombreuses maladies. En 1898, l'héroïne fut synthétisée et vendue avec enthousiasme pendant une brève période en tant que médicament contre la toux efficace et sans danger.

Depuis 1870, la médecine a fait d'énormes progrès dans sa lutte contre une vaste gamme de maladies contagieuses en comprenant le rôle des micro-organismes dans l'éclosion de la maladie. En 1882, Robert Koch isola le bacille de Koch. Louis Pasteur avait déjà démontré qu'il était possible de s'immuniser contre certaines maladies. Désormais, on pouvait prévenir des maladies qui avaient tué des millions de personnes comme la tuberculose, la diphtérie et la petite vérole.

Au cours du vingtième siècle, on découvrit des médicaments plus efficaces. Les antibiotiques virent le jour dans les années quarante, et aujourd'hui, on guérit facilement un grand nombre de maladies jadis fatales. Toutefois, la recherche médicale utilise encore pour avancer les mêmes méthodes que celles qui fonctionnaient dans le passé. Une énorme industrie s'efforce de trouver un médicament pour chaque affection.

Les limites de la médecine

La science médicale a ses limites et nous avons tôt fait de les découvrir quand nous ou un être qui nous est cher est malade ou souffre. Meilleur traitement n'est pas nécessairement synonyme de meilleure santé. Les soins médicaux s'améliorent, mais les taux de maladie sont en hausse. La plupart des souffrances dépassent la portée de la médecine.

Trois jalons servent à mesurer la santé générale d'une population. Le premier, la mortalité infantile, a trait à la faculté de survivre. Le deuxième se rapporte à la qualité de vie, que l'on mesure grossièrement en comptant les journées de travail perdues pour cause de maladie. Le troisième, la mortalité adulte, concerne la durée de vie moyenne des individus. La pratique moderne de la médecine, et les modes de prescription de médicaments et d'hospitalisation influent sur ces indices moyens dans une proportion de moins de dix pour cent. Le reste est gouverné par des facteurs sur lesquels les médecins ont un pouvoir restreint ou nul: somme d'exercice, conditions sociales, habitudes alimentaires, qualité de l'air — en d'autres termes les conditions sociales et environnementales ainsi que le mode de vie de la personne.

Loin de nous l'idée de dénigrer les réussites biomédicales. Compte tenu de sa vision du traitement des maladies, la médecine a exercé une influence considérable et augmenté tant la durée que la qualité de notre vie. Toutefois, les progrès les plus spectaculaires dans le domaine de la santé publique résultent de l'évacuation des eaux usées, de la purification de l'eau, de la pasteurisation du lait et d'une meilleure alimentation. Ce sont ces facteurs qui ont le plus contribué à accroître la qualité et la durée de notre vie.

En 1900, l'espérance de vie d'un Américain moyen était d'environ 48 ans. En 1990, elle était passée à 79 ans. Toutefois, cet accroissement est dû en grande partie au fait que la médecine est parvenue à réduire la mortalité infantile en prévenant et en traitant les maladies dangereuses de l'enfance. L'espérance de vie des adultes n'a pas augmenté de façon significative. À l'heure actuelle, un homme de 45 ans en bonne santé peut espérer vivre en gros encore 29 ans. En 1900, un homme de 45 ans pouvait espérer vivre environ 25 ans de plus. Si nous jouissons d'une meilleure santé aujourd'hui, ce n'est pas tant que nous sommes mieux traités quand nous sommes malades, mais plutôt que nous avons tendance à éviter la maladie de prime abord. La principale conséquence d'un grand nombre de découvertes médicales est que nous vivons désormais plus longtemps *avec nos maladies*.

La médecine moderne se comporte comme si tous les problèmes de santé étaient biologiques et pouvaient en définitive être résolus grâce à la recherche. Or, les maladies qui nous menacent aujourd'hui sont très différentes des maladies contagieuses contre lesquelles la médecine a remporté tant de victoires. De nos jours, nous sommes surtout menacés par les maladies dégénératives telles que les maladies du cœur, le cancer, la polyarthrite rhumatoïde, l'ostéoporose et le diabète, ainsi que par les maladies associées à un affaiblissement du système immunitaire comme le sida. La maladie d'Alzheimer pose un problème de taille à mesure que s'allonge la durée de vie de la population. Un certain nombre de nouvelles maladies ont fait leur apparition: l'encéphalomyélite myalgique ou syndrome de fatigue chronique, les troubles affectifs saisonniers et les microtraumatismes répétés. On considère de nos jours que de nombreux facteurs environnementaux contribuent à l'éclosion de maladies; or, il est impossible de s'immuniser ou de prendre des médicaments contre la pollution atmosphérique et le surpeuplement.

Qui plus est, la nature semble évoluer au même rythme que notre ingéniosité médicale. Les micro-organismes se transforment et s'adaptent aussi rapidement que nous découvrons des médicaments contre les infections. Ainsi, le pneumocoque est une bactérie responsable de la méningite, de la pneumonie et des infections de l'oreille moyenne. Or les recherches effectuées à l'American Centre for Disease Control and Prevention (Centre américain de recherche sur le contrôle et la prévention des maladies) en 1995[2] révélèrent que vingt-cinq pour cent des patients étaient infectés par une souche de pneumocoques pénicillino-résistants. Dix ans plus tôt, soit en 1985, les pneumocoques résistants à la pénicilline étaient présents dans moins de un dixième de un pour cent des cas.

Une enquête effectuée auprès de la moitié des unités de soins intensifs en Europe révéla que plus de vingt pour cent des patients examinés souffraient d'infections contractées au sein même du service et résistantes aux antibiotiques. Un séjour de trois semaines dans un service de soins intensifs multiplie par trente-trois vos chances d'attraper une infection. Les micro-organismes développent une résistance aux médicaments aussi rapidement que nous découvrons ceux-ci.

La médecine a moins d'influence sur notre santé que nous le croyons et nous possédons une influence plus grande que nous le supposons sur elle. Cela devient évident en l'absence de médecins. En 1973, lorsque les médecins firent la grève pendant un mois en Israël, les entrées à l'hôpital connurent une baisse de quatre-vingt-cinq pour cent. Le taux de mortalité diminua de moitié pour atteindre le niveau le plus bas jamais enregistré. Le record précédent avait été établi vingt ans plus tôt, pendant une autre grève des médecins. Lorsque les médecins de la région de Los Angeles déclenchèrent une grève en 1976 pour protester contre le taux élevé des primes d'assurance contre la faute professionnelle, le taux de mortalité chuta de près de vingt pour cent et le nombre d'opérations diminua de soixante pour cent. À la fin de la grève, le taux de mortalité revint rapidement à la normale. Des grèves de ce type nous rappellent que notre longévité et notre santé sont entre nos mains.

Responsables ou à blâmer?

Cela veut-il dire que nous sommes en quelque sorte à blâmer pour nos maladies? *Certainement pas.* Nos maladies et malaises sont assez pénibles à supporter sans que nous nous culpabilisions par-dessus le marché pour les avoir nous-même provoqués en quelque sorte.

Tout d'abord nous aimerions établir une distinction entre demeurer en santé et se guérir soi-même d'une maladie. La maladie est un signe tardif qui indique que quelque chose ne va pas et qu'il faut agir. Certaines formes extrêmes de médecine holistique soutiennent que l'on devrait pouvoir se guérir soi-même sans traitement médical et que si l'on échoue, c'est qu'on n'a pas fait suffisamment d'efforts. Certaines thérapies non conventionnelles contre le cancer embrassent aussi ce point de vue. L'idée que l'on a causé soi-même sa maladie sans l'aide du médecin et donc qu'il faut s'en débarrasser sans son aide est farfelue. Une maladie grave résulte d'une préparation longue et complexe; ses causes sont multiples. La santé et la maladie ne relèvent pas uniquement du corps ou de l'esprit, mais des deux. Toute maladie, surtout si elle est grave comme le cancer, prouve que le corps est fortement déséquilibré et qu'il faut prendre toutes les mesures utiles pour l'aider à retrouver son équilibre. Or, passé un certain point, on ne peut pas le retrouver par soi-même. On a alors besoin de toute l'aide que l'on peut obtenir, tant pour le corps que pour l'esprit.

Certaines personnes aiment mieux se blâmer elles-mêmes lorsqu'elles sont malades plutôt que de se sentir sans ressource, un sentiment affreux qui mine notre force, notre moral et notre système immunitaire. Elles cherchent alors à combattre leur maladie et leur sentiment d'impuissance par la seule force de leur volonté. Or, nous ne sommes pas impuissants: nous disposons de nombreuses ressources utiles. La maladie, comme la guérison, résulte d'un ensemble de facteurs dont beaucoup sont indépendants de notre volonté. Il est aussi déséquilibré de se sentir entièrement responsable de sa santé que d'en déléguer l'entière responsabilité aux médecins sans y mettre du sien. En vous blâmant, vous ne faites qu'entraver votre guérison.

Il est trop simpliste de dire que, puisque c'est nous qui causons notre maladie, nous sommes responsables de notre guérison. Si vous vous étendez au soleil pendant trop longtemps sans protection, vous attraperez un coup de soleil. Si vous vous jetez devant une voiture en marche, vous serez gravement blessé. Voilà des liens de cause à effet simples et évidents parce que l'effet suit immédiatement la cause. Cependant, le lien temporel entre la cause et l'effet n'est pas aussi direct dans le cas d'un organisme aussi complexe et magnifique que le corps humain.

Les phénomènes de santé sont compliqués parce que le corps est un système vivant complexe. Toutes ses parties peuvent influer sur les autres et le font. Vous pouvez cependant prendre en main ce qui est en votre pouvoir. Ainsi, de nombreuses statistiques mettent en évidence le lien entre la cigarette et la cardiopathie ischémique, l'emphysème et le cancer du poumon. Toutefois, nul ne peut affirmer avec certitude que vous attraperez une de ces maladies si vous fumez. De même, il est erroné de conclure que fumer est sans danger parce que vous avez un ami qui, à quatre-vingts ans passés, fume un paquet de cigarettes par jour et peut courir un marathon. Fumer est une habitude que vous pouvez maîtriser et qui augmente vos chances de contracter une maladie grave. Si vous ne jouez pas au casino quand vos chances de perdre sont trop élevées, il serait illogique que vous jouiez votre santé dans ce cas aussi.

De plus, les liens sont difficiles à saisir parce que la science médicale progresse lentement. Cela peut prendre bien des années avant qu'elle établisse un rapport entre une maladie et un événement survenu dans le passé. Nous avons mis des décennies à comprendre que l'amiante était carcinogène. Nous venons tout juste de découvrir un rapport entre les coups de soleil et le cancer de la peau, et nous tremblons aujourd'hui en lisant que des militaires ont observé les premiers tests sur la bombe atomique à une distance de quelques kilomètres seulement. Nous devons tout simplement agir au mieux de nos connaissances du moment.

Dans ce livre, nous nous pencherons en particulier sur des façons de penser et d'être propres à nous rapprocher de la santé et à nous éloigner de la maladie. Nous avons de nombreuses ressources à notre disposition pour recouvrer la santé et la conserver; la médecine moderne n'est qu'une de celles-là. Ce qui compte, c'est votre engagement personnel à demeurer en santé.

Les niveaux de la santé

Votre santé touche tous les niveaux de votre être et elle est influencée par de nombreux facteurs: individuels, psychologiques, sociaux, physiques et nutritionnels. Pour tout ce qui a trait à la santé, vous devez vous poser deux questions importantes:

Quels facteurs pouvez-vous influencer?
Lequel provoquera le changement le plus significatif?

Nous pouvons exercer une influence considérable sur certains facteurs et une influence seulement partielle ou nulle sur d'autres. La

PNL a élaboré une manière particulièrement utile d'envisager les différents niveaux de maîtrise et d'influence dans le domaine de la santé. Elle les a baptisés «niveaux neurologiques» ou simplement «niveaux logiques». Robert Dilts est le principal créateur de ce concept.

Le premier niveau est *l'environnement*, soit votre milieu environnant et les gens qui vous entourent. Les facteurs environnementaux tels que la qualité de l'air que nous respirons et la nourriture que nous mangeons jouent un rôle important en matière de santé. Les médicaments, qui constituent le principal traitement utilisé en cas de maladie, se situent également à ce niveau.

On peut faire la distinction entre environnement interne et environnement externe. Que mettez-vous dans votre environnement interne? Quelle qualité d'air, quelle qualité de nourriture? Par exemple, nous mangeons peut-être beaucoup de fruits pour obtenir la dose quotidienne recommandée de vitamines; or, non seulement ces fruits ont peut-être mis tellement de temps à atteindre les magasins que leur contenu vitaminique s'est dégradé, mais ils peuvent également renfermer des quantités élevées de pesticides en raison des méthodes d'agriculture modernes. Le taux élevé de radiation électromagnétique émanant des lignes électriques est un facteur environnemental externe susceptible de constituer un danger. Plusieurs études ont établi un lien entre la présence de ces lignes et l'augmentation des risques de cancer infantile[3].

L'environnement social revêt une importance particulière. De nombreuses études effectuées sur les animaux ont démontré que lorsque l'on augmente la taille du groupe sans modifier les autres aspects environnementaux, on assiste à une hausse de la mortalité infantile et des cas d'artériosclérose, et à une diminution de la résistance aux maladies[4]. Un grand nombre de planificateurs sociaux semblent répéter la même expérience avec les humains, et nous commençons tout juste à en découvrir les résultats.

La plupart d'entre nous n'ont aucune influence sur les problèmes reliés au surpeuplement, aux méthodes de production alimentaire et à la qualité de l'air. Transformer ces facteurs environnementaux demande du temps et une action politique soutenue. Entre-temps, à moins de vivre sur une île déserte et de faire pousser vos propres légumes, vous devrez vous accommoder du mieux possible de votre environnement.

D'autres personnes — vos amis, votre famille, vos collègues de travail — font aussi partie de votre environnement, et depuis 1980, on a accumulé une foule de preuves selon lesquelles la qualité de nos relations exerce une influence considérable sur notre santé. Dans certaines études, ce facteur éclipse même toutes les autres variables telles que l'endroit où l'on vit et l'aisance financière. L'isolement, la solitude et des relations interpersonnelles médiocres représentent un danger significatif pour la santé.

Le deuxième niveau est le *comportement*, en l'occurrence nos agissements. Ce niveau comporte deux aspects: éviter les habitudes malsaines et en cultiver de saines.

Ce qui nous conduit au troisième niveau: ce que la PNL appelle la *capacité* et qui se rapporte à nos actions répétées et constantes, et à nos habitudes. Par exemple, une seule cigarette a peu de chances de vous faire du tort, mais le tabagisme augmente vos risques de succomber à une maladie des poumons et du cœur. Le régime alimentaire constitue un autre exemple. Prendre une part de gâteau à la crème, un biscuit ou une boisson gazeuse à l'occasion n'est pas nocif, mais la consommation continue de ces aliments augmente nos chances de devenir obèses, de contracter le diabète et de souffrir de caries dentaires. En général, ce n'est pas par la force de la volonté que l'on enraye une habitude mais en découvrant le but qu'elle recèle et en cherchant à l'atteindre d'une manière plus saine.

C'est à ce niveau aussi que se situent ce que la PNL appelle les «stratégies», soit nos manières habituelles de penser et de réagir. Nous recourons à certaines stratégies pour faire face au stress, nouer des relations, nous mettre en colère, décider quoi manger et quand, à quel moment prendre de l'exercice et en quelle quantité. Les stratégies sont des chaînes de pensées que nous employons constamment et qui, par conséquent, engendrent des habitudes. La médecine comportementale a prouvé que les états d'esprit tels que la dépression et le pessimisme sont associés à des problèmes de santé précis, qui résultent de modes de pensée invétérés. Nous explorerons ce sujet au chapitre 8.

Lorsque la PNL a vu le jour vers le milieu des années soixante-dix, elle comblait une lacune dans la pensée psychologique. À l'époque, le behaviorisme s'intéressait surtout aux phénomènes d'action-réaction, au stimulus-réponse, à l'interaction entre l'environnement et le comportement. Il existait aussi à l'époque de nombreux modèles psychologiques fondés sur les valeurs, qui mettaient l'accent sur le pouvoir des croyances, des valeurs et de l'estime de soi-même. Tous ces modèles possédaient une valeur incontestée, mais manquaient manifestement d'outils pratiques. La PNL comble cette lacune avec le niveau des capacités. En modélisant le succès, elle nous fournit des techniques et des outils; en analysant la structure de notre expérience, elle permet à tous de comprendre et d'adopter des stratégies bénéfiques.

Le quatrième niveau est celui des *croyances et des valeurs*. Celles-ci exercent une influence considérable sur notre santé. Les croyances sont les principes qui guident nos actions. Elles déterminent notre image de nous-mêmes, nos réactions à autrui et la sens que nous prêtons à nos expériences. L'effet placebo prouve que nous pouvons nous guérir si nous croyons en l'efficacité du médicament, que celui-ci ait un effet physiologique ou non. Une chose que nous voyons comme purement mentale (une croyance) exerce un effet réel et tangible sur le corps. De même, les recherches dans le domaine de la médecine du comportement sont en train de démontrer que la mesure dans laquelle nous croyons pouvoir maîtriser nos réactions constitue une protection non négligeable contre les effets nocifs du stress.

Nous fonctionnons souvent en vertu du principe que «voir c'est croire». Malheureusement, lorsque l'on se rend compte des conséquences d'une habitude nocive, il est souvent trop tard, on est déjà malade. La preuve dont nous avons besoin pour croire est justement la conséquence que nous voulons éviter.

En outre, les croyances ont un effet plus profond. En effet, si vous croyez qu'il existe un médicament pour chaque affection, vous agirez sans doute différemment de la personne qui croit que sa santé est déterminée par l'hérédité. Nous explorerons plus en détail les effets des croyances sur la santé au chapitre 4.

Les valeurs sont ce qui compte à nos yeux, les états que nous recherchons: santé, fortune, bonheur, sécurité, amour. Elles agissent comme des aimants sur notre comportement. Pourquoi agissons-nous de telle ou telle façon? Pour obtenir ce qui nous tient à cœur et éviter de souffrir. La médecine comportementale n'a souvent aucun impact parce qu'elle ne prend pas en compte le niveau des valeurs et des croyances. Les gens ne changeront pas à moins d'avoir de bonnes raisons de le faire et de croire qu'ils pourront en retirer un avantage appréciable ou éviter une situation indésirable. Les croyances et les valeurs ne sont pas logiques (encore qu'elles ne soient pas nécessairement illogiques) — en général, on ne peut pas convaincre une personne d'y renoncer bien qu'elles se transforment avec le temps. (Peu d'adultes croient encore au Père Noël.)

Le cinquième niveau se rapporte à *l'identité*. Votre identité est votre sens de vous-même, les principales croyances et valeurs qui définissent ce que vous êtes et votre mission dans la vie à vos propres yeux. La personne qui souffre d'une maladie chronique peut adopter l'identité d'un «patient», ce qui gênera sa guérison. Un patient est une personne malade. Tant que la personne se verra comme un patient, elle restera malade. Une personne n'est ni sa maladie ni sa douleur, aussi accablantes que puissent être celles-ci à certains moments. Par ailleurs, affirmer son identité en disant «je suis en santé» peut avoir un impact prodigieux sur sa santé.

Enfin, le dernier niveau est le niveau spirituel, qui se situe *au-delà de l'identité* — il s'agit de votre lien avec les autres et avec la partie de vous-même qui est plus que votre identité, quelle que soit la forme que vous lui donniez dans votre esprit.

En résumé:

La santé influe sur chaque niveau neurologique et est influencée par chaque niveau. Elle a un caractère multidimensionnel. Votre santé touche tout votre être: environnement, comportement, pensées, croyances, identité et spiritualité.

La PNL définit les niveaux. Elle nous offre des méthodes pratiques qui nous permettent de:

- travailler sur le niveau environnemental en construisant et en entretenant des relations stables;
- travailler sur les niveaux du comportement et de la capacité en acquérant de saines habitudes et stratégies de pensée, ce qui nous permet de mobiliser davantage nos ressources. De la sorte, nous diminuons notre stress et sommes davantage maîtres de notre vie;
- travailler sur le niveau des croyances et des valeurs en prenant conscience de nos croyances et des valeurs qui nous tiennent

à cœur. La PNL nous propose des façons précises de résoudre nos croyances contradictoires et de remplacer nos vieilles croyances par des croyances susceptibles de mieux favoriser notre santé;

- travailler sur les niveaux de l'identité et de la spiritualité en mettant de l'ordre dans tous les autres niveaux.

Trouver le bon niveau

Les niveaux neurologiques sont très utiles pour cerner les phénomènes de santé. Commencez par déterminer le niveau concerné. Certains problèmes de santé sont reliés à l'environnement, à une piètre qualité de l'air, par exemple, et à des conditions de travail déplaisantes. L'Organisation mondiale de la santé reconnaît même l'existence d'un «syndrome des bâtiments malsains». Ses symptômes peuvent englober l'épuisement, les maux de tête, les réactions cutanées, la sécheresse de la gorge et les douleurs oculaires. Il ne résulte pas d'une cause unique, mais les personnes qui travaillent dans des bureaux climatisés semblent y être plus sujettes.

Nous savons par expérience que les milieux naturels sont agréables et reposants. Nous les recherchons pendant nos vacances. Il y a quelque chose de profondément satisfaisant à observer l'eau d'un ruisseau former sans arrêt des patrons désordonnés tout en coulant dans une direction générale. La recherche médicale confirme ce que nos corps savent intuitivement: les environnements agréables accélèrent la guérison. Nous ignorons peut-être que notre pression sanguine baisse quand nous demeurons assis à observer la nature, mais nous le ressentons dans notre corps.

Une chambre avec vue

Roger Ulrich[5], professeur au département de géographie de l'université du Delaware, a réalisé une étude intéressante sur l'effet de l'environnement auprès de 46 patients hospitalisés, qui tous avaient été opérés à la vésicule biliaire. La moitié des patients avaient été placés dans des chambres dont la fenêtre donnait sur un mur de briques marron, et l'autre moitié, dans des chambres d'où ils pouvaient voir une rangée d'arbres feuillus. Les patients ayant vue sur la nature quittèrent l'hôpital beaucoup plus rapidement après l'opération (un jour et demi plus tôt en moyenne que ceux de l'autre groupe) et consommèrent moins d'analgésiques. En outre, ils présentèrent un peu moins de complications postopératoires.

Contempler un mur de briques depuis son lit d'hôpital n'est pas aussi agréable que de regarder des arbres, et les recherches de Roger Ulrich laissent entendre que cela peut même retarder la guérison. À la lecture de ceci, notre réviseure nous fit part de sa propre expérience. Elle s'était cassé le coude au cours d'un match de hockey et se trouvait alitée dans une chambre dont la fenêtre donnait sur un mur et qu'elle partageait avec plusieurs patients de 70 ans gravement malades. Or, cette jeune fille de 21 ans soi-disant en forme et autrement en santé était celle-là même qui réclamait constamment des analgésiques. Elle souffrit également de complications postopératoires: son bras rejeta la tige métallique et toute la région située sous le plâtre s'infecta. La blessure guérit mal, et, pendant des mois, la jeune fille fut incapable de déplier son coude.

De nombreuses unités de soins intensifs ne sont même pas dotées de fenêtres, et certains patients souffrent d'un mal connu sous le nom de «délire des unités de soins intensifs» qui englobe les hallucinations, la désorientation et la perte de mémoire. Ce trouble retarde la guérison de façon significative. Il est deux fois plus fréquent chez les patients placés dans des chambres sans fenêtre[6]. De même, chez ces patients, les cas de dépression grave sont multipliés par trois. Les bâtiments «malades» peuvent vraiment nous rendre malades.

Pour être en santé, notre corps a besoin d'un régime alimentaire adéquat, d'une certaine quantité d'exercice, d'un sommeil régulier et suffisant, d'air pur et d'un certain degré de confort et de sécurité. Ce sont là des exigences fondamentales et aucun effort mental n'y changera quoi que ce soit. Commencez par modifier votre environnement physique s'il est malsain.

Les problèmes de santé peuvent survenir à n'importe quel niveau et doivent être abordés au niveau pertinent. Par exemple, un médecin qui suivait notre programme de formation en PNL avoua que, quand un patient venait à lui en se plaignant qu'il ignorait comment se détendre, il lui conseillait en général de prendre des vacances. Lorsqu'il étudia les niveaux logiques, il se rendit compte que sa suggestion était reliée à l'environnement et peu susceptible de modifier la situation du patient, sauf à court terme peut-être. Les vacances seraient délassantes, mais cette solution n'abordait pas le problème du patient au niveau de la capacité: *comment* se détendre.

Il n'est pas si facile que cela de modifier nos habitudes même quand il saute aux yeux que notre santé s'en porterait mieux. Nous agissons pour notre bien, tel que nous le percevons. Les croyances et les valeurs comptent parmi les filtres les plus puissants. Une personne a beau savoir quoi faire (comportement) et même comment le faire (capacité), elle peut ne pas le faire parce que cela n'est pas important pour elle (valeurs) ou qu'elle croit que cela ne changera rien (croyances).

Nos croyances déterminent l'usage que nous faisons des ordonnances du médecin. Un bon nombre d'entre elles demeurent intactes parce que le patient est sorti rassuré de sa visite chez le médecin. Voici l'histoire inventée d'un patient qui participe à une épreuve en double anonymat et demande à son médecin si le dernier médicament qu'il lui a prescrit différait des précédents.

«Pourquoi me demandez-vous cela?» répond le médecin mine de rien, car dans une épreuve à double insu, ni le médecin ni le patient ne savent quel médicament est le «vrai» ni lequel est le placebo.

«Eh bien, répond le patient, la semaine dernière, les médicaments que vous m'avez donnés flottaient quand j'ai tiré la chasse d'eau. Cette semaine, ils ont coulé.»

Il est important de ne pas vous sentir blessé dans votre identité par les commentaires et les critiques des autres à l'égard de votre comportement et de votre compétence. Ces critiques ne concernent pas *ce que vous êtes.* Le blâme et la critique peuvent être très blessants et vous inciter à ruminer, à récriminer et à déprimer, tous des facteurs susceptibles d'affaiblir votre système immunitaire.

Nombreuses sont les personnes qui s'identifient à leur travail. Lorsqu'on leur demande ce qu'elles font, elles décrivent leur emploi.

Il ne faut pas s'étonner, dans ce cas, si beaucoup voient le chômage, la mise à pied et même la retraite comme un rejet. Perdre son emploi est comme un deuil pour beaucoup de personnes qui ont l'impression de perdre une partie d'elles-mêmes. Elles dépriment, perdent leur joie de vivre et risquent de tomber malades.

Cette tendance à confondre comportement et identité remonte à l'enfance. Les adultes disent à l'enfant qui se conduit mal «*Tu* es très vilain». Comme les enfants sont par nature confiants, ils croient ce que les adultes leur disent, et c'est ainsi que sont jetées, tôt dans la vie, les bases de la confusion entre identité et comportement.

L'une des manières les plus importantes de réduire le stress nocif pour la santé consiste à établir une distinction claire entre ce que vous faites et ce que vous êtes.

Identité culturelle

Nous définissons aussi notre identité en fonction de notre race et de notre culture. Le docteur Leonard Syme, un épidémiologiste attaché à la Faculté de santé publique de l'université de la Californie à Berkeley, a réalisé une étude détaillée s'échelonnant sur de nombreuses années auprès des immigrants japonais aux États-Unis[7]. Parmi les peuples qui tiennent des statistiques sur la santé, les Japonais possèdent l'une des espérances de vie les plus longues et les taux les plus bas de maladies cardiaques. Pourtant, le Japon est loin d'être un paradis bucolique. C'est une nation fortement industrialisée qui se heurte à un problème grave de pollution atmosphérique et à un rythme de vie rapide.

Soit les Japonais bénéficient d'un héritage génétique extrêmement favorable, soit leur régime alimentaire les protège des maladies cardiaques. Toutefois, au sein d'une même génération, les immigrants japonais aux États-Unis qui adoptent un régime occidental typique riche en gras et en cholestérol deviennent aussi sujets aux maladies cardiaques que leurs hôtes, exception faite de ceux qui conservent des liens étroits avec les valeurs et la communauté japonaises, et continuent de parler leur propre langue. Cela est vrai même dans le cas de ceux qui s'alimentent à l'américaine.

Les Japonais ont une valeur qu'ils appellent *amae*: une croyance selon laquelle le bien-être d'une personne dépend de la collaboration et de la bonne volonté qui règnent au sein de son groupe. L'appartenance à un groupe et le partage de valeurs fondamentales semblent les protéger dans une certaine mesure contre les maladies dégénératives reliées à l'alimentation. Nulle autre variable telle que l'âge, le sexe, la classe sociale ou d'autres habitudes ayant une influence sur la santé ne pouvait expliquer ce résultat. La maladie cardiaque est tangible, l'identité est intangible, et pourtant les deux sont interreliées. L'un des problèmes auxquels se heurte la médecine consiste à trouver des manières scientifiquement valables de mesurer ce lien.

Langage et niveaux

Le langage d'une personne indique à quel niveau elle se situe. En voici quelques exemples:

Identité:	«Je suis un fumeur.»
Croyance:	«Fumer est mauvais pour la santé.»
Capacité:	«J'ai appris à inhaler à 13 ans.»
Comportement:	«Je fume vingt cigarettes par jour.»
Environnement:	«Un grand nombre de mes amis fument aussi.»

Identité:	«Je suis une personne en santé.»
Croyance:	«Le fait d'être en santé me permet de profiter davantage de la vie.»
Capacité:	«Je me garde en santé en courant cinq kilomètres par semaine.»
Comportement:	«Je suis allé m'entraîner au gymnase mercredi.»

Environnement:	«J'ai beaucoup d'amis au gymnase.»

Identité:	«Je suis un survivant du cancer.»
Croyance:	«On peut guérir du cancer.»
Capacité:	«J'ai bien supporté la chimiothérapie.»
Comportement:	«Je vois le médecin demain pour un bilan médical.»
Environnement:	«Je trouve que le groupe de soutien aux personnes atteintes de cancer de ma région joue un rôle très utile.»

Identité:	«Je suis une personne naturellement calme.»
Croyance:	«Je travaille mieux si je reste calme en période de surcharge.»
Capacité:	«Je fais des exercices de détente chaque jour.»
Comportement:	«Quand mon supérieur a crié après moi, j'ai inspiré profondément et j'ai compté jusqu'à dix.»
Environnement:	«J'aime bien aller au parc le midi pour me détendre.»

Identité:	«Je ne suis pas le genre de personne à grossir facilement.»
Croyance:	«J'atteindrai le poids que je vise.»
Capacité:	«Je peux manger ce que j'aime sans jamais grossir.»
Comportement:	«J'ai mangé une tablette de chocolat hier après le dîner.»
Environnement:	«La nourriture que l'on sert dans ce restaurant français est tellement bonne que je demande toujours une seconde portion.»

Les niveaux neurologiques ne forment pas une hiérarchie mais plutôt un cercle ou un hologramme. Chaque niveau influe sur les autres et tous sont importants pour la santé. Il est essentiel de vivre dans un environnement sain et d'avoir de bons amis, mais ce n'est pas nécessairement suffisant si vous croyez que vous n'êtes pas en santé.

De toute façon, si vous croyez cela, vous ne prendrez peut-être pas la peine de vous donner un environnement sain. Vous pouvez influer sur votre santé non seulement en modifiant votre environnement, mais encore en travaillant sur vos croyances. La santé est à la fois physique et mentale, et les effets des deux domaines se chevauchent.

Comme nos croyances régissent une grande partie de nos comportements, la façon la plus efficace de modifier ceux-ci consiste souvent à changer nos croyances. Souvent la modification d'un comportement devient une affaire de volonté et il est trop facile de retomber dans ses vieilles habitudes. Nous connaissons tous la fameuse «résolution du Nouvel An»: toutes ces résolutions positives qui s'évanouissent en fumée avant la fin du mois de janvier. Il est plus facile de modifier ses habitudes quand on comprend qu'elles ne font plus partie de son image de soi. On peut alors s'en défaire sans effort. Cela est possible quand le changement de comportement est étayé par une transformation de ses valeurs et de ses croyances, ainsi que par un sens du soi plus complet.

Quand vous réfléchissez à votre objectif en matière de santé ou êtes aux prises avec un problème de santé, identifiez à quel niveau il se situe:

- Vous avez peut-être besoin de renseignements supplémentaires provenant de votre environnement. Dans ce cas, ne faites rien tant que vous n'aurez pas trouvé ce que vous avez besoin de savoir.
- Peut-être avez-vous toutes les informations en main, mais ignorez quoi faire au juste.
- Vous savez quoi faire, mais ignorez comment vous y prendre.
- Vous vous demandez si vous êtes capable de le faire, si le jeu en vaut la chandelle et si cela respecte vos croyances et vos valeurs.
- Vous vous demandez: «Est-ce vraiment moi cette personne malade?»

La physiologie des niveaux neurologiques

Les niveaux neurologiques possèdent de vastes contreparties physiologiques. Plus le niveau est profond, plus la neurologie entre en ligne de compte. Nous réagissons à notre environnement avec le système nerveux périphérique. Les niveaux du comportement et des capacités font appel aux couches motrices et corticales du système nerveux, responsables de nos actions conscientes et semi-conscientes. Les croyances et les valeurs mobilisent notre système nerveux autonome, soit la partie de nous-mêmes qui régit les états internes du corps telles la fréquence cardiaque, la pression sanguine et la digestion. Lorsque vous défendez vos croyances et vos valeurs, votre rythme respiratoire se modifie et votre pouls s'accélère. Le niveau de l'identité correspond au système immunitaire, la partie de vous qui vous protège de la maladie en faisant la distinction entre vous et les corps «étrangers». Et qu'en est-il du niveau spirituel? Nous l'ignorons au juste. Il pourrait entraîner un équilibre au sein du système nerveux autonome entre le système sympathique, dont le rôle est de stimuler et d'accroître la fréquence cardiaque, la respiration et la pression sanguine, et le système parasympathique, dont la fonction consiste à calmer ces réactions.

Les niveaux logiques reflètent les trois facettes de la PNL: la neurologie, car chaque niveau sollicite une part un peu plus importante de notre système neurologique; la linguistique, car chaque niveau se reflète dans le langage que nous utilisons; la programmation, parce que nous agissons différemment selon le niveau que nous désirons influencer.

Langage		Neurologie
	Spiritualité	
Qui?	*Identité*	*Système immunitaire*
Pourquoi?	*Croyances*	*Système nerveux autonome*
Comment?	*Capacité*	*Actions semi-conscientes*
Quoi?	*Comportement*	*Actions conscientes*
Où?	*Environnement*	*Réflexes sensoriels*

Mettre de l'ordre dans ses niveaux logiques

Voici un exercice pratique qui vous permettra d'explorer ces niveaux en rapport avec votre santé.
Rappelez-vous une époque où vous respiriez vraiment la santé.
Tout en l'évoquant, prenez le temps de réfléchir aux questions ci-dessous.

Environnement

Où vous trouviez-vous?
Quelles personnes vous entouraient à l'époque?
À quoi ressemblait votre environnement?
Quelle époque de l'année était-ce?
Y a-t-il un moment de la journée où vous vous sentez particulièrement bien portant?
Quelles relations comptaient pour vous alors?

Comportement

Que faisiez-vous?

Capacité

Quelles aptitudes possédiez-vous?
De quoi vous sentiez-vous capable?
Quelle était la qualité de vos pensées?

Croyances et valeurs

Quelles étaient vos croyances sur la santé?
Était-ce un état naturel pour vous?
Était-ce facile ou difficile pour vous d'atteindre cet état?
Pourquoi vouliez-vous être en santé?
Quels avantages en retiriez-vous?
Pourquoi était-ce important pour vous d'être en santé?
Qu'est-ce qui aurait pu vous empêcher de l'être?

Identité

Quel effet cela fait-il d'être en santé?
Quelle est votre mission dans la vie?
Comment être en santé vous aide-t-il à accomplir votre mission?
Comment le fait d'être en santé renforce-t-il votre sens du soi?

Spiritualité

Méditez sur votre lien avec toutes les créatures vivantes et sur le fait que toute croyance que vous embrassez se situe au-delà de vous-même. Pour certaines personnes, il s'agit du domaine religieux ou spirituel. Comment le fait d'être en santé vous relie-t-il aux autres et vous aide-t-il à vous dépasser?

SUJETS DE RÉFLEXION

Maladie: Toute perturbation survenue dans une ou plusieurs parties du corps qui se manifeste par le trouble des actes d'un ou de plusieurs organes en particulier, et même d'un ou de plusieurs appareils en entier.

Encyclopédie Quillet

Le corps est une machine composée de nerfs, de muscles, de veines, de sang et de peau, et ainsi faite que même sans cerveau elle continuerait de remplir les mêmes fonctions.

René Descartes,
Traité de l'homme

En théorie, toute maladie est psychosomatique puisque les facteurs émotionnels influent sur tous les processus physiologiques à travers les voies nerveuses et humorales.

Franz Alexander, *Psychosomatic Medicine: Its principles and applications* (Norton, 1950)

Chez quatre-vingt-dix pour cent des patients qui consultent un généraliste, les effets du traitement sont inconnus ou encore aucun remède précis n'influence le cours de la maladie.

Sir George Pickering,
«Therapeutics: Art or science?»
Journal of the American Medical Association 242 (1979), pp. 649-53

Le germe n'est rien, c'est le terrain qui est tout.

Louis Pasteur, chimiste et bactériologiste
français, auteur de la théorie des germes,
qui, sur son lit de mort, affirma l'importance
non du microbe mais du milieu hôte.

En gros, le vingtième siècle passera à l'histoire non comme une époque marquée par les conflits politiques et les inventions techniques, mais comme une époque à laquelle la société a osé envisager la santé de la race humaine tout entière comme un objectif pratique.

Arnold Toynbee

Chapitre 2

Les quatre piliers de la santé

La PNL a commencé par modéliser d'excellentes aptitudes à communiquer: comment les bons communicateurs se servent du langage pour bâtir des relations harmonieuses et atteindre leurs buts. Par capacité de communiquer, on entend en général la communication avec autrui, mais dans le domaine de la santé votre façon de communiquer avec vous-même est tout aussi importante.

La PLN repose sur quatre principes simples qui, à notre avis, constituent les quatre piliers de la santé. Le premier est la qualité de nos relations. Les relations saines sont cruciales pour être en santé. Nos amis et les êtres qui nous sont chers font partie de nous, ils affirment notre identité. La qualité importe davantage ici que la quantité. Pouvoir partager vos pensées et sentiments avec un ou deux amis proches est habituellement mieux que d'entretenir tout un éventail de relations plus superficielles. Pour que cela soit possible, nous devons établir un rapport et le préserver. Le rapport est la qualité d'une relation fondée sur la confiance. Quand vous établissez ce rapport, vous influencez les autres et vous vous ouvrez à leur influence.

Il existe quantité de preuves selon lesquelles les personnes qui entretiennent des relations intimes positives et sont entourées d'un solide réseau social sont malades moins souvent, guérissent plus rapidement et présentent un taux de mortalité plus bas. Il existe de multiples raisons à cela. On ne peut acheter ses amis au comptoir du pharmacien, mais ils soutiennent notre santé et nous aident à guérir d'une manière qui n'a rien à voir avec les médicaments. Nos amis et notre famille nous encouragent à prendre soin de nous et volent à notre chevet quand nous sommes malades. Se sentir seul et avoir l'impression que personne ne se soucie de soi est dévastateur. Cela mine la volonté de guérir.

L'effet des liens sociaux sur la santé est clairement démontré dans l'étude réalisée en 1979 par Berkman et Syme dans le comté d'Almeda en Californie[1]. Aux fins de cette étude, qui s'échelonna sur neuf ans, les chercheurs établirent un simple index des liens sociaux de chaque habitant, dans lequel figuraient le nombre de ses amis intimes et parents, son statut civil et s'il adhérait ou non à des groupes organisés ou informels. Les personnes ayant le moins de liens sociaux présentaient un taux de mortalité de deux à cinq fois plus élevé que les autres et ce, sans égard aux autres facteurs de risque comme l'alcool, le tabac, l'exercice et l'obésité. Ce résultat était le même chez les personnes des deux sexes, quel que soit le groupe socio-économique auquel elles appartenaient. Les personnes qui possèdent un bon réseau d'amis positifs à qui elles peuvent se confier ont en général une santé plus florissante. Avoir de bons amis est un excellent prédicteur tant de santé que de longévité[2].

Une autre étude effectuée à l'école de médecine du Nouveau-Mexique révéla que les individus qui avaient au moins un confident possédaient un nombre considérablement plus élevé de marqueurs de monoclonalité* ainsi qu'un taux inférieur de substances comme le cholestérol sérique qui sont fortement associées à un risque accru de maladies cardiaques[3].

Votre rapport avec vous-même

Quelle sorte de relation avez-vous avec vous-même? S'il y a une personne à qui vous devez vous confier continuellement, c'est bien vous-même. Comment est-ce de vivre avec vous? Pour beaucoup, c'est comme vivre avec plusieurs personnes qui, toutes, caressent des aspirations différentes. Elles négocient, se menacent, se cajolent et se soutiennent mutuellement. Quel est le degré d'entente entre ces différentes parties de vous-même?

Votre rapport avec vous-même peut s'établir à plusieurs niveaux. En premier lieu, il y a le rapport avec votre corps. À quel point vous

---

* Marqueurs permettant d'identifier des populations cellulaires par la présence ou l'absence d'un antigène. *(N.d.T.)*

sentez-vous à l'aise dans votre corps? Vous plaît-il? Le voyez-vous parfois comme un ennemi qui se tourne contre vous et tombe malade? Le connaissez-vous bien? Nous sommes souvent préoccupés par notre corps et pourtant nous ignorons tout de son fonctionnement. Nous avons tendance à le négliger quand il fonctionne bien et à le maudire quand il a des ratés. Pas très aimable. Nous faisons la sourde oreille à ses messages. Que vous dit votre corps en ce moment même au sujet de votre confort, de votre vigilance et de votre digestion?

En deuxième lieu, il faut tenir compte du rapport entre les différentes parties de votre esprit. L'esprit n'est pas vraiment divisé en «parties», mais c'est là une manière utile de parler. Il vous est sans doute déjà arrivé de vous sentir tiraillé entre plusieurs lignes d'action ou de vouloir deux choses incompatibles en même temps, par exemple, rester à la maison et sortir ou accepter tel emploi et tel autre. Par «rapport», nous entendons la capacité de réconcilier ses désirs contradictoires de manière à les honorer tous en temps et lieu. Il se peut que vous deviez négocier entre deux parties de votre esprit comme s'il s'agissait de deux personnes. On dit qu'il y a «rapport mental» lorsque ces différentes parties de vous-même travaillent en harmonie. Elles jouent peut-être chacune un instrument différent, mais la partition est la même et c'est vous qui tenez la baguette.

En troisième lieu, il y a le rapport entre le corps et l'esprit. Votre corps se rebelle-t-il devant certains efforts que vous l'obligez à fournir? Le corps et l'esprit sont deux aspects différents d'un même être — l'être humain. La santé est le résultat d'une collaboration harmonieuse entre les deux. Nos pensées exercent une influence réelle sur notre corps de même que celui-ci influe sur nos pensées: imaginez-vous en train de prendre des décisions importantes quand vous avez la grippe.

En dernier lieu, il y a la dimension spirituelle du rapport, qui peut se rapporter au sentiment d'appartenir à une vaste communauté qui dépasse sa personnalité individuelle et d'avoir sa place au sein de la création.

Vous êtes congruent quand toutes les différentes parties de vous-même fonctionnent ensemble harmonieusement. La musique que vous faites est alors unique à ce que vous êtes. Il y a congruence lorsque vous êtes tout d'une pièce, lorsque votre corps et votre langage, vos mots et votre tonalité véhiculent tous le même message, et que vos actions s'accordent avec vos croyances et vos valeurs. Vous «vivez vos paroles», ce qui est une manière abrégée de dire que votre corps et votre esprit sont au diapason. La congruence n'est pas un état blanc ou noir, elle existe à divers degrés. En outre, vous pouvez être congruent dans certaines situations et incongruent dans d'autres.

Le monde extérieur reflète votre congruence. Les conflits intérieurs provoquent des conflits extérieurs. Si une personne a de la difficulté à vivre avec elle-même, les autres trouveront peu commode de vivre avec elle. En effet, la qualité du rapport que nous entretenons avec nous-mêmes reflète souvent celui que nous établissons avec les autres.

Nous vivons tous des expériences différentes, chacun voit le monde et la «réalité» à sa façon, chacun de nous agit en fonction de ce qu'il perçoit et qui constitue sa propre réalité. Nous construisons un modèle du monde à partir de nos expériences de vie, de nos croyances, de nos valeurs, de nos intérêts et de nos préoccupations, puis nous l'actualisons dans notre vie. Ce modèle du monde n'est pas une simple construction intellectuelle; il correspond à une manière générale d'être dans le monde. À une façon de respirer, de marcher, de parler, d'entrer en relation avec les autres et avec nous-mêmes, et de réagir au stress. Nous l'incarnons physiquement. C'est ce modèle du monde, et surtout nos croyances et nos valeurs, qui exerce l'influence la plus significative sur notre santé à chaque instant.

La synchronisation

C'est en se synchronisant que l'on établit un rapport. Se synchroniser avec les autres, c'est reconnaître leur mérite et leurs préoccupations, être capable de les rencontrer dans leur modèle du monde au lieu d'exiger qu'ils voient les choses à notre façon. Se synchroniser avec quelqu'un, c'est suivre son allure. Imaginez que vous marchez à côté de quelqu'un en lui parlant. Pour que la conversation soit coulante, vous devez tous deux adopter une allure similaire, qui soit confortable pour vous deux. Si vous voulez que l'autre écoute ce que vous avez à dire, vous devez suivre son allure.

Le concept de synchronisation est très vaste. Se synchroniser, c'est respecter les coutumes d'un autre pays. C'est revêtir une tenue de circonstance pour rencontrer d'autres personnes. C'est reconnaître les croyances et valeurs des autres sans tenter de les convaincre qu'ils ont tort. Se synchroniser, ce n'est pas nécessairement être d'accord. Vous n'avez pas besoin d'épouser les croyances des autres pour vous harmoniser avec eux, il suffit que vous reconnaissiez leur importance et leur valeur. Vous pouvez continuer de croire qu'elles sont erronées. Cela clarifiera vos propres croyances et valeurs. Les personnes les plus sûres d'elles et les plus congruentes en ce qui touche leurs croyances et leurs valeurs sont assez fortes pour laisser les autres penser différemment sans se sentir obligées de les convertir ou de défendre leurs propres croyances.

Dès que vous vous synchronisez avec l'autre, vous lancez un pont, créez un lien. Vous pouvez alors conduire, c'est-à-dire progresser ou faire progresser les autres vers un état différent et plus désirable.

Qu'entend-on par se synchroniser avec *soi-même*? Cela veut dire reconnaître ce qui est là sans essayer nécessairement de le changer. Si vous avez mal à la tête, cela veut dire reconnaître ce fait. Se synchroniser avec son corps, c'est être conscient de ses messages. Se synchroniser avec ses sentiments, c'est les reconnaître et non s'efforcer de les ignorer ou agir en fonction de ce que l'on «devrait» ressentir. C'est seulement lorsque vous vous serez synchronisé que vous pourrez tenter de les modifier si vous le voulez afin de progresser vers un nouvel état. Si vous ne vous sentez pas bien, vous tenterez peut-être de modifier tout de suite votre état, c'est-à-dire de vous débarrasser du sentiment avant même d'en avoir vraiment déterminé la nature. En agissant ainsi, vous perdez une information importante, car il contient peut-être la clé qui vous permettra de l'éviter la prochaine fois. Cela équivaut à rejeter brusquement les sentiments d'une autre personne. Nous nous traitons souvent comme nous ne traiterions jamais les autres.

La synchronisation et la conduite sont les clés qui permettent de vous influencer vous-même et d'influencer les autres. En général, il n'est pas possible de conduire une personne avant de s'être synchronisé avec elle. Peut-être vous est-il déjà arrivé, à un moment où vous vous sentiez malade ou malheureux, de vous faire dire par une personne douée des meilleures intentions du monde: «Allons, remue-toi, ressaisis-toi, ce n'est pas la fin du monde!» Ce genre de sommation produit rarement l'effet escompté. C'est comme si la personne ne tenait pas compte de votre expérience, vous obligeant à insister davantage sur celle-ci. Dans une querelle, si votre interlocuteur a l'impression que vous n'avez pas saisi son point de vue, il le répétera avec encore plus d'insistance. Notre corps agit de la même façon. Si nous tâchons d'ignorer ses signaux d'inconfort pendant un temps suffisamment long, ils deviendront plus forts et plus insistants, ce qui risque d'engendrer la maladie.

Les objectifs

Le deuxième pilier de la PNL a trait à la nécessité de savoir ce que l'on veut. À moins de savoir où vous allez, vous errerez sans but et sans même savoir si vous êtes arrivé. La PNL présuppose que nous agissons dans un but, même si parfois nous ignorons au juste quel est ce but. Plus vous avez une vision nette de votre but, plus il vous sera facile de l'atteindre. En PNL, on appelle «objectifs» les choses auxquelles on aspire.

La guérison est un mouvement qui vous rapproche d'un état dont vous rêvez dans l'avenir et vous éloigne de l'état peu satisfaisant qui est le vôtre aujourd'hui. Il peut être ardu de penser en termes de santé positive et de viser la santé, car le modèle médical dominant nous encourage à tenir notre santé pour acquise quand elle est là et à guérir la maladie dans les autres cas. La médecine porte sur l'étude de la maladie et non de la santé et des façons de l'atteindre. La médecine préventive, comme son nom l'indique, se rapporte à ce qu'il faut éviter de faire pour ne pas tomber malade.

La PNL aborde la santé positive sous deux angles. Le premier consiste à explorer la santé en tant qu'état positif à cultiver — à modéliser la santé. Le second vise à nous aider à bâtir des résultats futurs, en l'occurrence les états qui nous tiennent à cœur et que nous nous efforçons d'atteindre. Le sentiment d'avoir un but bien précis découle d'un ensemble d'objectifs attrayants et même irrésistibles.

L'acuité sensorielle

Le troisième pilier de la PNL est l'acuité sensorielle, soit l'utilisation de vos sens et l'attention que vous prêtez aux signaux obtenus.

Rester en santé signifie être attentif à ce que votre corps vous dit. Il vous préviendra si vous lui infligez un traitement nocif. Joseph commença à fumer la cigarette à l'université et continua pendant des années. Sa première cigarette avait un goût affreux. Elle lui brûla la gorge, le fit tousser et lui donna la nausée. À force de persévérance, cependant, Joseph arriva à fumer sans difficulté au bout de quelques semaines et cela lui parut même agréable. Les premiers signaux sont toujours les plus importants, car on peut s'habituer à presque tout avec le temps. Votre corps vous donnera des signaux indubitables si une action vous fait du tort. Ces signaux sont parfois immédiats et parfois plus distants: vous vous surmenez continuellement de sorte que vous rentrez chez vous épuisé; vous buvez toujours trop et vous réveillez avec une gueule de bois; vous vous livrez constamment à des excès de table et vous sentez mal dans votre peau. C'est votre insistance à commettre ces excès qui cause les dommages. En fin de compte, vos symptômes atteignent un point culminant et vous tombez malade. Il s'agit du signal final et il est si fort que vous ne pouvez feindre de l'ignorer.

L'acuité sensorielle est la clé du plaisir. Le puritanisme nous chuchote encore à l'oreille qu'il est mal de se sentir bien et qu'il y a un prix à payer pour tous les plaisirs de la vie. En fait, en nous abandonnant aux jouissances qui nous attirent, nous en retirons un contentement immédiat et améliorons notre santé. Voici un excellent principe à suivre: si vous êtes en équilibre, tout ce qui vous paraît agréable est bon pour vous.

Le plaisir est tributaire de l'utilisation maximale de nos sens: savourer un repas, rechercher des environnements agréables, écouter de la musique. Moins vos sens sont aiguisés, plus vous recherchez la quantité plutôt que la qualité. Par contre, plus ils sont affûtés, plus vos chances d'éprouver du plaisir se multiplient.

Utiliser ses sens – intérieurement ou extérieurement

Pour vous synchroniser et édifier un rapport avec les autres, vous devez être conscient de leurs réactions. Extérieurement, notre acuité sensorielle fait que nous prêtons attention aux réactions de l'autre afin de réagir de telle sorte que vous progresserez tous deux vers vos objectifs. Dans bien des cultures, on apprend aux enfants à *ne pas* remarquer ce type d'information... bien trop embarrassante pour les adultes! Toutefois, si vous êtes sourd et aveugle à l'effet que vous produisez sur les autres, comment atteindrez-vous vos objectifs?

Faites l'expérience ci-dessous:
Regardez autour de vous. Remarquez les gens et les objets qui vous entourent. Observez les formes et les couleurs. Écoutez les sons, les voix, la musique. Maintenant, soyez attentif à ce que vous ressentez. Dans quelle mesure êtes-vous à l'aise physiquement? Quel est votre état affectif?
Vérifiez votre posture et votre équilibre.
Remarquez le goût que vous avez dans la bouche.
Quelle odeur sentez-vous?
Maintenant essayez de recréer ce souvenir. Fermez les yeux si cela vous aide. Revoyez la scène en pensée. Rappelez-vous le plus de détails possible.
Puis effacez l'image et voyez l'obscurité.
Ensuite, effacez de votre mémoire les sons et les voix de la scène ou baissez le volume de manière à ne plus les entendre. Puis éteignez le son complètement.
Ensuite, oblitérez tout souvenir de vos sensations corporelles.
Oubliez toutes les émotions dont vous vous souvenez. Enfin chassez de votre souvenir les goûts et les odeurs.
Reste-t-il quelque chose? Une image vacillante? Un vague murmure? Effacez cela aussi. Revenez au moment présent et ouvrez les yeux.
Où est passée votre expérience?

C'est à travers nos sens que nous vivons nos expériences. Le souvenir frappant que vous conservez de la scène dépend de la qualité d'attention que vous lui avez accordée auparavant. Vous la recréez à travers ces mêmes sens. Ce sont eux qui fabriquent votre expérience tant intérieure qu'extérieure. Penser, c'est utiliser ses sens intérieurement.

L'usage extérieur que vous faites de vos sens influe sur votre pensée et sur votre expérience intérieure.

Vous pouvez modifier votre expérience en changeant la façon dont vous utilisez vos sens intérieurement.

Ce principe a des répercussions formidables sur la santé. Il explique pourquoi certaines personnes sont capables de résister au stress tandis que d'autres tombent malades. Le stress ne résulte pas tant de ce qui vous arrive comme tel que de votre façon d'interpréter les événements et d'y réagir. En vous les représentant différemment, vous modifierez votre réaction. Si vous changez votre réaction, votre stress pourrait disparaître. Nous approfondirons ce sujet au chapitre 8.

Nos sens nous présentent des informations. Nous nous «re-présentons» une expérience en recourant à nos sens. C'est pourquoi la PNL considère les sens comme des «systèmes de représentation».

Ceux-ci sont au nombre de cinq:

Sens	*Système de représentation*
Vue	Visuel (V)
Ouïe	Auditif (A)
Sensation corporelle	Kinesthésique (K)
Goût	Gustatif (G)
Odorat	Olfactif (O)

Le système visuel englobe toutes nos images mentales tant remémorées que construites. Le système auditif comprend nos souvenirs des sons, de la musique et des voix. Il inclut également notre dialogue interne (qui ressemble plus souvent à un monologue avec nous-mêmes). Le système kinesthésique recouvre nos sensations corporelles (sens proprioceptifs), notre sens de l'équilibre (vestibulaire), les sensations directes du toucher (tactiles) et nos émotions, encore que ces dernières soient légèrement différentes. Les émotions, ou ce que nous éprouvons par rapport à une question, sont formées de groupes de sensations différentes dans notre corps.

Nous développons nos sens extérieurement — les artistes cultivent la capacité de voir, les musiciens, l'aptitude à entendre, les athlètes, leur sens kinesthésique — et intérieurement; de la même façon, nous avons tous un ou deux systèmes de représentation préférés que nous employons pour penser. Si vous manifestez une préférence pour le système visuel, il se peut que vous vous intéressiez à la conception graphique, à la mode, aux arts visuels, à la télévision, aux mathématiques et à la physique. Si, par contre, vos préférences sont auditives, vous serez davantage attiré par les langues, l'écriture, le théâtre, la musique et l'art oratoire. Une préférence kinesthésique peut se manifester à travers les sports, la menuiserie et l'athlétisme. Ces catégories sont très générales. Il est vain de vouloir enfermer les gens dans l'une d'elles car malgré nos préférences, nous utilisons tous les systèmes de représentation.

Plus vous utilisez un sens extérieurement et plus celui-ci est aiguisé, plus vous êtes susceptible de le préférer en tant que système de représentation. Cela confère certaines forces et faiblesses à votre façon de penser. Pour certains, penser c'est surtout fabriquer des images mentales frappantes. Pour d'autres, cela veut dire se parler à soi-même. Pour d'autres encore, cela signifie écouter leurs sentiments. Il n'y a pas de bonne ou de mauvaise manière de procéder, tout dépend de ce que vous voulez faire. Il nous arrive de combiner les différents systèmes et de penser en «synesthésie», une forme de perception dans laquelle les images, les sons et les sensations se confondent totalement.

Vos préférences pour un système ou un autre ont des répercussions sur votre santé. Quelle est votre faiblesse? Par exemple, une personne chez qui le système de représentation visuel est faible peut avoir du mal à visualiser un avenir positif. Quand la maladie frappe, nous espérons guérir. Or l'espoir découle de la capacité de visualiser un avenir meilleur. Sans lui, il est trop facile de se laisser aller à la dépression et à la léthargie.

La personne qui présente des faiblesses du système auditif peut ne pas être consciente de son dialogue interne. La plupart d'entre nous tiennent un monologue constant avec eux-mêmes. Quelle sorte de conseils donnons-nous? Sur quel ton? Quelle serait votre réaction si quelqu'un vous chuchotait à l'oreille sur un ton déplaisant qu'il est difficile d'être en santé? Cela ne vous mènerait à rien. Pourtant, vous vous infligez peut-être ce traitement.

La personne dont la faiblesse se situe au niveau kinesthésique a peut-être une conscience limitée de son corps. Elle le pousse au-delà de ses limites ou attend, pour tenir compte de ses symptômes, qu'ils empirent au point d'exiger son attention. On peut comparer cela au fait de ne pas écouter un interlocuteur jusqu'à ce qu'il soit forcé de crier ou de ne pas le regarder jusqu'à ce qu'il vous empoigne par le collet.

Prêter attention à ce que l'on voit, entend et ressent est tout aussi important intérieurement qu'extérieurement.

La souplesse

Le dernier pilier de la PNL est la souplesse. Lorsque vos sens vous disent que vous n'obtenez pas ce que vous voulez, vous modifiez votre comportement. Cela paraît évident, mais souvent les gens ne changent pas, ils s'entêtent à accomplir les mêmes actions et à les multiplier même, ce qui les conduit à divers résultats et pas nécessairement à ceux qu'ils visent.

La PNL recommande de se fixer un objectif et d'employer tous les moyens en son pouvoir pour l'atteindre. Cela vaut tant pour la santé positive que pour tout autre objectif. Donnez-vous autant de choix que possible sur les manières de le réaliser et utilisez le feedback de vos sens pour discerner ce qui vous rapproche de votre but et ce qui vous en éloigne. Si vos actions ne sont pas efficaces, essayez autre chose.

La souplesse relève à la fois d'une vision claire de ce que l'on veut réussir et de la recherche des moyens d'y parvenir. Par exemple, si vous vous rendez au travail en voiture et que la route est toujours encombrée, vous chercherez sans doute un autre chemin en supposant que vous vouliez arriver à l'heure. Il est peu probable que vous vous entêtiez à conduire dans l'embouteillage en vous disant: «J'ai toujours pris ce chemin, je vais continuer de le prendre.» Pourtant, nous agissons parfois de cette façon avec notre santé parce que les relations de cause à effet, lorsqu'il s'agit de la santé, ne sont pas toujours aussi évidentes ni aussi immédiates. Parfois aussi, nos habitudes nous paraissent tellement confortables que nous négligeons d'opérer les changements qu'exige notre corps.

Donc, si vous ressentez une douleur à la nuque ou au dos, vous voudrez explorer différentes façons de vous asseoir et de vous tenir debout ou peut-être modifier votre posture pendant le sommeil. Si vous souffrez d'une indigestion, vous devrez peut-être changer vos habitudes alimentaires: les repas, les heures et la vitesse à laquelle

Les quatre piliers de la PNL

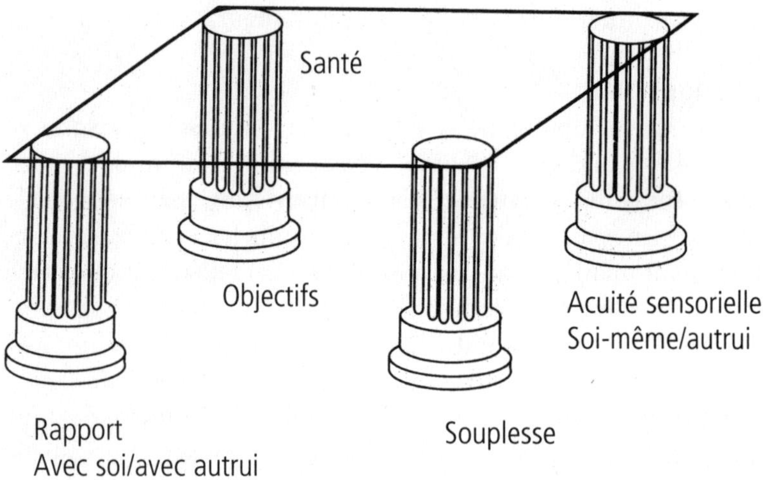

vous mangez. Si vous êtes affligé d'une dermatite, vous devrez peut-être essayer différents tissus et détergents. Les allergies alimentaires sont difficiles à cerner: elles exigent que vous éliminiez systématiquement certains aliments de votre régime et observiez l'effet produit. (Malheureusement, l'aliment en cause est très souvent l'un de nos préférés.)

Un dernier exemple: un ami de Joseph était un excellent joueur de tennis. Il aimait beaucoup ce sport qui lui procurait, en outre, un excellent exercice. S'étant blessé au coude, il crut qu'il ne pourrait pas jouer pendant quelques semaines (il est droitier). Or, le diagnostic était mauvais: son coude mettrait des mois à guérir. Il semblait affronter des mois d'inactivité forcée. Il apprit donc à tenir sa raquette de la main gauche. Il trouva fascinant de tout réapprendre depuis le début et approfondit sa technique encore davantage. Comme il avait souvent joué avec le bras droit dans le passé, il apprit très rapidement à se servir de son bras gauche et joua ainsi pendant des mois, jusqu'à la guérison complète de son bras droit.

Il est parfois difficile de relier l'effet à la cause quand le délai est trop long. Les processus physiologiques évoluent lentement. La migraine d'aujourd'hui peut être reliée au repas riche d'hier, mais le lien n'est pas évident. C'est pourquoi nous persistons parfois dans un comportement qui nuit à notre santé parce que l'effet survient longtemps après. Il nous arrive également de chercher au mauvais endroit. Notre corps et notre esprit sont inséparables, mais nous avons l'habitude de les considérer comme deux entités distinctes. Ainsi la nourriture peut influer sur nos humeurs, et nos relations perturbées peuvent ébranler notre santé sans que l'on sache au juste où regarder. L'esprit est vif tandis que le corps réagit plus lentement, mais ses réactions sont profondes.

Nous sommes parfois conscients d'avoir contracté une habitude malsaine et pourtant nous éprouvons de la difficulté à nous en affranchir. Le comportement, les habitudes, les croyances et les valeurs forment tous ensemble un système complexe dans lequel chaque élément agit sur les autres. On ne peut pas aisément en retirer un morceau sans le remplacer par un autre. C'est pourquoi tant d'objectifs en matière de santé ne se réalisent pas. Nous essayons peut-être d'abandonner un comportement sans le remplacer par quelque chose de mieux et sans conserver les avantages de l'ancien. Nous négligeons de consulter la «partie» de nous-mêmes qui est responsable de la vieille habitude. Elle n'a jamais donné son accord pour y mettre un terme.

Renoncer à la cigarette est un bon exemple. Il se peut que, pour y parvenir, une personne doive faire ce qui suit:

- en ressentir les effets nocifs dans son corps;
- être convaincue que la cigarette lui fait du tort;
- apprendre à respirer différemment;
- trouver d'autres façons d'obtenir tous les effets secondaires positifs de la cigarette qu'elle apprécie, par exemple, l'aisance dans les situations sociales;
- briser les associations automatiques qui la portent à fumer dans certaines circonstances précises, après un repas, par exemple;
- construire une nouvelle image d'elle-même plus conforme à la personne qu'elle aspire vraiment à être et qui ne fume pas;

- rompre tout lien entre la cigarette et son identité; par exemple, cesser de se voir comme un fumeur;
- demander le soutien de ses amis et de sa famille;
- enfin, prendre conscience des économies réalisées et utiliser cet argent pour réaliser une chose positive qu'elle apprécie.

Les états affectifs

Votre état affectif du moment présent est un cliché de votre santé.

En PNL, un état représente votre façon d'être à tout moment, la somme de vos pensées, sentiments, émotions, énergie mentale et physique. Il englobe tant votre esprit que votre corps, tant votre façon d'être mentale que physiologique. Certains états sont intenses et évidents: la colère, l'amour, l'ennui, la jalousie et la joie. Nous remarquons les hauts et les bas, les sommets et les vallées de notre vie affective. Nous sommes peut-être incapables de nommer l'état dans lequel nous nous trouvons, mais cet état est associé à une façon de penser, à un sentiment et à une couleur émotionnelle caractéristiques. Les états sont des environnements internes et on peut s'y habituer tout comme on s'habitue à un environnement externe: après quelque temps on ne le remarque plus. Il y a donc danger de s'accoutumer à un état dépressif chronique qui ronge notre santé et notre bien-être.

Les preuves abondent selon lesquelles un état chronique d'hostilité et d'impatience augmente les risques d'infarctus et d'obstruction de l'artère coronaire[4]. La dépression grave et chronique est associée à un risque accru de cancer[5] et, dans une étude, la dépression s'avérait un meilleur présage de maladies cardiaques que les troubles artériels graves, un taux élevé de cholestérol ou le tabagisme[6].

De nombreuses études ont démontré que la dépression affaiblit le système immunitaire. Les états négatifs prolongés sont mauvais pour la santé. Et l'inverse est aussi vrai: les états positifs sont bénéfiques pour la santé. Ils sont agréables et nous les recherchons, aussi n'est-il pas étonnant que la médecine accorde une valeur scientifique au bien-être. Par exemple, dans une étude, des sujets qui avaient regardé un vidéo mettant en vedette un célèbre comédien avaient renforcé leur système immunitaire comme le prouvait le taux d'anticorps présents dans leur salive[7]. Ces anticorps nous protègent des infections comme le banal rhume. Cette relance du système immunitaire dura une heure. Les sujets ayant affirmé qu'ils recouraient souvent à l'humour dans les situations stressantes présentaient des taux de base plus élevés de ces anticorps protecteurs. L'écrivain Norman Cousins attribue en grande partie sa guérison de la spondylarthrite ankylosante, la maladie invalidante dont il souffrait, à son habitude de regarder des comédies sur vidéo[8]. Le rire guérit.

Il n'est pas étonnant, dans ce cas, qu'un état négatif intense comme la dépression contribue à inhiber le système immunitaire. Fait intéressant, la simple simulation des émotions peut avoir un effet sur le corps. Paul Ekman, psychologue à l'université de la Californie à San Francisco, a réalisé plusieurs études sur les jeux de physionomie, en se spécialisant dans les expressions qu'arborent les gens quand ils mentent[9]. Dans le cadre d'une de ces études, il demanda à des comédiens d'afficher un air de dégoût, de colère et de peur ou encore de revivre une de ces expériences en pensée. En mesurant leur fréquence cardiaque et leur température cutanée, Ekman put identifier quelle émotion négative les comédiens simulaient. Le fait de feindre la colère ou de revivre une expérience mentalement entraîne des conséquences directes sur le corps à travers le système nerveux autonome.

Vivre dans un état négatif chronique, c'est comme marcher «trop près du bord»: on risque plus facilement de perdre l'équilibre. Un coup de vent qui ne poserait aucun problème si nous étions bien équilibrés peut nous jeter par terre.

Être malade est un changement d'état indubitable, encore qu'un bon nombre des symptômes désagréables de la maladie — toux, inflammation, forte fièvre, nausées, articulations douloureuses — sont en fait causés par les efforts que fait le corps pour se guérir. Ces symptômes sont souvent nécessaires pour le rééquilibrer.

Les aliments à effets psychotropes

La nourriture est psychoactive. Elle influe sur notre état d'esprit tout en nous nourrissant. Toute loi visant à bannir les substances psychoactives rendrait la nourriture illégale! Les cellules nerveuses de notre corps communiquent entre elles grâce à des substances appelées «neurotransmetteurs». C'est ainsi que notre corps transmet à travers notre système nerveux des messages qui arrivent à notre conscience sous forme de pensées et de sentiments. Les neurotransmetteurs constituent le point de rencontre du corps et de l'esprit. Ils sont formés des précurseurs* contenus dans les aliments que nous mangeons.

Il existe de nombreux types de neurotransmetteurs. Par exemple, la sérotonine est un neurotransmetteur inhibiteur qui réduit l'activité nerveuse et provoque le sommeil. Le tryptophane est un acide aminé qu'utilise le cerveau pour fabriquer la sérotonine; le lait et les bananes renferment des quantités relativement élevées de tryptophane, de sorte que boire du lait chaud avant de se coucher est vraiment propice au sommeil. Les mets riches en hydrates de carbone comme le pain et les pommes de terre élèvent notre taux de sérotonine tandis qu'un repas riche en protéines abaisse ce taux en empêchant le cerveau d'utiliser le tryptophane. Le cerveau équilibre et règle en partie notre consommation de protéines et d'hydrates de carbone en contrôlant les niveaux de sérotonine. Un en-cas riche en hydrates de carbone peut provoquer une sensation de détente et de calme qui invite à la sieste. Ce mécanisme est plutôt complexe, car d'autres acides aminés font concurrence au tryptophane pour effectuer des transports jusqu'au cerveau. La consommation d'hydrates de carbone peut aussi, en raison de son action sur les taux de sérotonine, provoquer une sensation de fatigue et nous aider à tolérer une douleur ou un malaise léger.

Ce que vous mangez au déjeuner n'influence pas uniquement votre forme physique. La nourriture peut agir très rapidement sur votre champ d'attention et votre mémoire. Le régime alimentaire peut renforcer les neurotransmetteurs cérébraux. Si vous vous sentez irritable ou tendu, les mets riches en hydrates de carbone peuvent vous aider. Ils constituent une forme d'automédication. Malheureusement, ils entraînent un effet indésirable sur la ligne si on les consomme de façon régulière.

Manger modifie notre état et un changement d'état correspond toujours à une modification de notre biochimie interne, surtout en ce

* Tout corps chimique ou métabolite qui en précède un autre auquel il donne naissance par sa transformation. *(N.d.T.)*

qui concerne l'équilibre des différents neurotransmetteurs. Ces substances naturelles sont puissantes, mais la pharmacie du corps ne les fournit qu'en petites quantités. Votre corps est le meilleur prescripteur qui soit. Il règle la dose selon vos besoins.

Il existe une profusion de substances susceptibles de modifier notre état directement comme le chocolat, le café, le thé et l'alcool, et même la cocaïne et l'héroïne. Les drogues et les régimes sont des sujets vastes et complexes que nous ne désirons pas aborder dans ce livre-ci. Du point de vue de la PNL, notre état varie tout au long de la journée. Nous cherchons à le modifier de certaines façons parfois inconscientes à travers la nourriture et parfois conscientes au moyen des drogues. En fait, certains états dus aux drogues semblent si intéressants que des gens vont même jusqu'à risquer d'en subir les effets secondaires douloureux et parfois fatals.

La PNL cherche des façons de modifier notre état à l'aide de nos pensées.

Si notre état est si étroitement lié à notre santé, il est important de pouvoir le modifier par choix si nous voulons demeurer en santé. La PNL a étudié en profondeur cette question, qui fait l'objet du prochain chapitre.

Sujets de réflexion

La santé est l'état à propos duquel la médecine n'a rien à dire.

W.H. Auden

Chaque homme prend les limites de son propre champ de vision pour les limites du monde.

Arthur Schopenhauer

Même si vous êtes sur la bonne voie, vous serez renversé par un train si vous restez assis là.

Will Rogers

De par leur nature, les hommes sont presque semblables. De par la pratique, ils se trouvent à des kilomètres de distance.

Confucius

Chapitre 3

Une image de la santé

Pour vous synchroniser avec votre état affectif, vous devez déterminer dans quel état vous passez la majeure partie de votre temps, soit ce que nous appelons votre «état de base», qui reflète votre manière d'être et de respirer, votre posture et expression typiques. Il y a quelques années, Joseph se trouva littéralement nez à nez avec le sien. Au cours d'une promenade en ville, il fit faire sa caricature pour quelques dollars par des artistes de la rue. Regardant le croquis censé le représenter, il vit un homme aux épaules voûtées et à la posture affaissée. Qui était cet étranger? Il avait éprouvé le même choc quand il avait entendu sa voix sur cassette la première fois. Il suivit un cours de technique Alexander afin d'améliorer sa posture habituelle.

Si vous connaissez votre état habituel, en êtes-vous satisfait? Est-ce que son architecture, ses meubles et ses aménagements vous plaisent? Les remarquez-vous encore? Le moment est venu de faire le point. Tout endroit dans lequel vous passez beaucoup de temps doit être aussi confortable et agréable que possible, d'autant plus qu'il influe sur votre santé.

Votre état de base

Prenez maintenant quelques minutes pour explorer votre état de base en faisant appel à votre acuité sensorielle intérieure.

Asseyez-vous confortablement et examinez votre état sous divers angles:
Quelle est votre posture habituelle?
Quelle impression vous fait-elle?

Quel trait de vous-même une caricature ferait-elle ressortir?
Votre état est-il léger ou lourd?
Arborez-vous une expression prédominante?
Comment se manifeste votre état dans votre démarche?
Dans votre posture assise?
Dans votre façon de parler?

Si vous en avez le courage, demandez à d'autres personnes comment elles vous perçoivent.
Quels aspects de votre état vous plaisent?
Y a-t-il des aspects que vous aimeriez modifier?

Où respirez-vous habituellement? (Respirer différemment exigerait un effort et vous donnerait une impression différente.)
Respirez-vous en haut dans la poitrine ou plus bas dans l'abdomen?

S'il y a longtemps que vous vivez dans cet état de base, il peut vous apparaître comme la seule façon d'être et non comme une seule parmi les nombreuses manières possibles.

Vos pensées et vos émotions
Quelle est votre émotion prédominante?
De quelles sortes de pensées êtes-vous surtout conscient?
Visualisez-vous beaucoup?
Vous parlez-vous souvent à vous-même?
Les événements extérieurs vous touchent-ils profondément ou arrivez-vous à conserver une distance émotive?

Vos relations avec autrui
Fréquentez-vous surtout des gens dont vous appréciez la compagnie?
Quelles émotions les autres suscitent-ils en vous?

Les origines de votre état de base
Avez-vous une idée de son origine?
Pouvez-vous l'associer à un incident particulier ou à une décision prise dans le passé?
Cette décision est-elle toujours valable?

Y a-t-il longtemps que vous avez adopté cet état ou en avez-vous changé dernièrement?

L'avez-vous copié sur quelqu'un, peut-être un parent ou une personne clé de votre vie? (Quand nous copions des croyances, des valeurs ou des comportements sur d'autres personnes, nous intégrons souvent à notre insu l'état qui les accompagne.)

Le simple fait de réfléchir aux questions ci-dessus sans y apporter de réponse précise vous aidera à prendre davantage conscience de votre état.

Créez votre propre état de base

Dès que vous serez plus familier avec votre état de base, vous pourrez le personnaliser.

Quels aspects de votre état actuel vous plaisent-ils? Assurez-vous de les conserver si vous prévoyez modifier votre état.

Quels aspects aimeriez-vous modifier parce qu'ils vous déplaisent?

Quelles qualités voulez-vous y ajouter?

Connaissez-vous des modèles de rôle qui possèdent ces qualités?

Quel physique aimeriez-vous posséder?

Vous voudrez peut-être vous renseigner sur diverses formes de massothérapie, la technique Alexander ou le Feldenkreis, par exemple, afin de modifier vos postures et manières habituelles d'utiliser votre corps.

Créer l'état de base qui vous plaît peut prendre du temps. Cela ne se fait pas en criant lapin. Aussi soyez patient pendant les prochaines semaines. Votre état de base est comme votre maison psychologique. Vous y passez beaucoup de temps, aussi rendez-le aussi confortable et sain que possible.

Trouvez quelque chose qui vous rappelle les changements que vous êtes en train de faire. Choisissez une chose que vous voyez ou entendez chaque jour. Chaque fois que vous verrez ou entendrez ce rappel, vérifiez votre état. Joseph a accroché sa caricature dans le salon. Un de nos amis a suspendu un tableau à l'envers sur son mur. Comme c'est un homme ordonné, ce tableau ne cesse de lui sauter aux yeux et il a envie de le remettre à l'endroit, ce qui lui rappelle de vérifier son état. Il s'est promis qu'il redresserait le tableau quand il aurait atteint un état de base dont il serait satisfait.

Les ancres

Les gens, les lieux, certains sons et images particuliers peuvent modifier automatiquement notre état. Ils constituent ce qu'on appelle des «ancres». En PNL, une ancre, c'est tout son, toucher ou image qui déclenche un état. Les ancres se construisent par la répétition et l'association. Par exemple, lorsqu'un ami de Ian se rendit à l'école primaire pour rencontrer le professeur de sa fille, il fut frappé de constater que les images, sons et odeurs de l'école le ramenaient un court moment à ce qu'il avait ressenti quand lui-même allait à l'école primaire de nombreuses années auparavant.

Le pouvoir des ancres repose sur notre capacité d'apprendre en formant des liens et des associations. Elles nous aident à réagir sans réfléchir au préalable. Comme le son de la cloche marque la fin du cours, tous les élèves cessent d'écouter même si le professeur continue de parler. Un feu rouge signifie arrêt. Nous ne voulons pas être obligés de réfléchir chaque fois que nous approchons des feux de circulation et fouiller dans notre mémoire pour savoir quoi faire.

Les ancres sont omniprésentes: l'hymne national, une alarme-incendie, le sourire d'un enfant. Certaines sont neutres et entraînent une simple réaction, un feu rouge, par exemple. Certaines ont le pouvoir de nous mettre dans un état négatif: c'est le cas des araignées pour bien des gens. D'autres sont positives et associées à des états agréables: la voix d'une personne que l'on aime, par exemple. Aucune de ces choses ne porte le sentiment en soi; une araignée n'est qu'une araignée et une voix, une voix. C'est nous qui y ajoutons une signification.

Nous créons nos propres ancres ou les apprenons de la société. La plupart d'entre elles sont établies au hasard. Parfois, comme dans le cas d'une phobie, une expérience intense peut créer une ancre sur-le-champ. Un petit enfant peut éprouver une frayeur intense devant un serpent, car il est trop jeune pour mesurer le danger de façon réaliste. À partir de ce moment-là, la vue de n'importe quel serpent réveillera cette frayeur. Une ancre a le pouvoir de vous ramener en arrière, comme ce fut le cas de l'ami de Ian à l'école primaire.

Une fois établies, les ancres agissent automatiquement. Cela constitue à la fois un avantage et un danger: un avantage si nous les utilisons pour engendrer des états positifs et un danger si elles nous jettent dans des états négatifs à notre insu. Notre état de base repose sur de nombreuses ancres.

Nous attribuons aux ancres le pouvoir de provoquer des états. Méfiez-vous de celles qui vous mettent dans des états négatifs et cultivez celles qui génèrent des états positifs en vous. Quelle sorte d'ancre constitue une visite chez le médecin? Les ancres peuvent être visuelles, telles que l'araignée, un bouquet de fleurs, un feu vert ou la pleine lune. Elles peuvent être auditives: le bruit de la fraise du dentiste (qui vous donne la chair de poule!), une chanson, une alarme-incendie. Elles peuvent être kinesthésiques comme une poignée de main ou un bain chaud. Olfactives, comme l'odeur du café ou d'un corridor d'hôpital. Le chocolat suisse, un verre de bière sont des ancres gustatives. On trouve des ancres dans l'environnement externe, mais certaines sont internes. Par exemple, imaginer l'odeur du café ou le grincement de la craie sur le tableau noir, ou visualiser une araignée peut produire un état ancré même s'il n'est pas aussi intense que celui créé par l'objet réel. Le cerveau réagit à une ancre, que celle-ci soit extérieure ou intérieure. Notre corps-esprit réagit à ce qu'il perçoit comme réel.

Les ancres marchent à tous les niveaux logiques. Notre nom est une ancre pour notre identité et les statues religieuses ancrent nos croyances. Les compagnies dépensent une fortune en logos et en publicité afin de créer des ancres qui associent leur produit à un état désirable: attrait sexuel, liberté, raffinement. Elles versent des sommes pharamineuses à des artistes célèbres pour qu'ils endossent leur produit. Cet argent sert à payer les sentiments positifs déjà associés à ces artistes que le public — du moins les compagnies l'espèrent — reportera sur le produit: c'est le succès par association. Le parrainage fonctionne de la même façon.

Les mots peuvent aussi servir d'ancres. Quand on écrit à propos des araignées et du chocolat, on couche des signes à l'encre sur le papier. Pour comprendre les mots, on crée mentalement des images, des sons et des sentiments.

Les ancres du système immunitaire

Les ancres modifient notre état et notre état influe sur notre santé. La recherche médicale commence à établir comment cela fonctionne au juste. Des chercheurs ont prouvé que les ancres pouvaient exercer une influence directe sur notre système immunitaire. Cette découverte a donné naissance à tout un champ médical nouveau: la psychoneuroimmunologie ou l'exploration de l'influence de nos croyances, de nos comportements et de notre environnement sur notre système immunitaire. En ce qui concerne la PNL, la psychoneuroimmunologie étudie la relation entre les niveaux logiques et le système immunitaire. Notre système immunitaire est la partie de nous qui nous protège en détruisant les antigènes, bactéries, virus et cellules cancéreuses présents dans le corps. Mesurer la robustesse du système immunitaire est l'une des façons les plus directes que possède la médecine pour évaluer notre état de santé.

Vers le milieu des années soixante-dix, le psychologue Robert Ader, de l'université de Rochester, enquêta sur l'influence des facteurs psychosociaux — comportement, croyances et relations interpersonnelles — sur la santé[1]. Ader conduisit sur des rats de simples expériences stimulus-réponse dans le but de les conditionner à associer la nausée avec de l'eau parfumée à la saccharine. Les rats ayant bu l'eau, on leur injecta une drogue puissante propre à leur donner la nausée. Un seul essai suffit pour que les rats fassent le lien entre saccharine et nausée.

En soi, l'eau parfumée sans la drogue fut suffisante à partir de ce moment pour donner la nausée aux rats. Les chercheurs avaient fait de l'eau à la saccharine une ancre gustative associée à la nausée. L'expérience fut un franc succès. Toutefois, elle eut un effet secondaire inhabituel: un grand nombre de rats moururent. Ader n'y comprenait rien, car les rats étaient en santé et avaient été bien traités durant toute la durée de l'expérience.

La réponse résidait dans la substance nauséeuse: la cyclophosphamide. Cette drogue puissante non seulement provoque des vomissements, mais elle inhibe également le système immunitaire. L'eau à la saccharine était devenue une ancre non seulement pour la nausée mais aussi pour un système immunitaire affaibli. Les rats étaient conditionnés à inhiber leur système immunitaire chaque fois qu'ils buvaient de l'eau à la saccharine. Cela les rendit plus sujets aux infections et il en mourut un plus grand nombre que prévu.

Ader et son collègue Nicholas Cohen corroborèrent cette hypothèse au cours d'une série d'expériences qui donnèrent des résultats conformes à ceux de la première. Les rats conditionnés succombaient plus facilement aux maladies contagieuses que les rats du groupe témoin. Ils développaient en outre une résistance accrue aux maladies auto-immunes comme l'arthrite. Cela s'explique par le fait qu'un système immunitaire affaibli n'attaquera pas son propre corps aussi violemment. Ader créa le terme «psychoneuroimmunologie» pour désigner l'étude de l'interaction entre le système nerveux, le système immunitaire et les états mentaux[2].

Nous ignorons au juste comment ces résultats s'appliquent au comportement humain, mais leurs conséquences sont fascinantes. Elles laissent entrevoir comment les états négatifs conduisent à la maladie. Nous savons que la dépression, l'isolement, l'anxiété et l'hostilité peuvent nuire à la santé. Les ancres associées à ces états peuvent aussi provoquer un affaiblissement du système immunitaire. Pour les rats de Ader, une ancre représentait la différence entre la vie et la mort.

Les ancres négatives peuvent affaiblir votre système immunitaire et vous rendre plus sujet à la maladie.

Heureusement, cela fonctionne aussi en sens inverse: les ancres positives peuvent renforcer votre système immunitaire. Qu'est-ce qui changerait dans votre vie si vous pouviez écouter un morceau de musique ou regarder une photo et non seulement vous sentir bien, mais savoir en outre que vous êtes en train de renforcer votre système immunitaire et de vous bâtir ainsi une santé positive?

Changer d'état

Les états influent sur notre santé et les ancres influent sur les états.

Trois questions importantes découlent de cela:

- Quels facteurs déclenchent mes états négatifs?
- Quand je me trouve dans un état négatif, comment puis-je le modifier?
- Comment puis-je créer des états plus positifs et sains pour moi-même?

Pour être mieux à même de choisir votre état affectif, identifiez vos ancres négatives. Quels sons, images, goûts, odeurs et contacts vous placent dans un état où vous êtes sans ressource? (L'irritation, l'hostilité, la dépression, le sentiment d'impuissance, le harcèlement ou la peur sont des exemples de ce type d'état. La tristesse n'en fait pas nécessairement partie.) Un ton particulier représente-t-il une ancre négative pour vous? Une expression précise? Le fait d'entendre la pluie tomber dès votre réveil? La vue d'une montagne de courrier à ouvrir?

Une fois que vous aurez trouvé cette ancre, vous aurez fait un pas important pour vous libérer de son emprise. Commencez par vous synchroniser avec vous-même. Observez ce que vous ressentez. Demandez-vous: «Est-ce bien nécessaire que je me sente comme cela?» «Est-ce que je veux me sentir comme cela?»

Lorsque vous vous trouvez dans un état d'impuissance, deux choix s'offrent à vous. En premier lieu, vous pouvez simplement en demeurer conscient et vous y intéresser. Synchronisez-vous avec vous-même. Remarquez quelles parties de votre corps cet état met en jeu et lesquelles ne sont pas touchées. En demeurant ainsi conscient de votre état, vous pouvez l'amener à se transformer. Vous éprouverez peut-être de la fatigue et aurez envie de vous relaxer pendant quelques minutes. Ou peut-être ressentirez-vous un regain d'énergie. Votre état changera dès que vous y prêterez attention.

En second lieu, vous pouvez le modifier d'une manière plus directe. Une fois sorti de votre état d'impuissance, vous pouvez vous attaquer au problème qui vous y a conduit. N'essayez pas de le résoudre *pendant* que vous vous trouvez dans cet état. Modifiez-le d'abord, sinon il assombrira vos pensées.

Il existe deux façons de changer d'état sans recourir à la nourriture ou aux drogues. Vous pouvez:

- modifier votre état physiologique;
- changer votre façon de penser.

Lorsque vous vous trouvez dans un état d'impuissance, la meilleure chose à faire consiste à modifier aussitôt votre comportement. Modifier votre respiration est ce que vous pouvez faire de mieux. Tous les états sont associés à un mode de respiration caractéristique. Par exemple, si vous êtes inquiet ou affolé, vous vous hyperventilez (c'est-à-dire que vous respirez rapidement et expirez brièvement). Cela produit des changements biochimiques qui intensifient votre inquiétude. L'anxiété accélère votre rythme respiratoire et ce rythme rapide décuple votre anxiété. Si vous voulez vous calmer, ralentissez votre respiration, prenez deux fois plus de temps pour expirer que pour inspirer. Le rire est idéal pour modifier votre état, car il désorganise complètement votre mode de respiration (et de pensée) et ce, de la façon la plus agréable qui soit. L'activité physique est une autre façon de modifier son état. Bouger, marcher et faire de l'exercice, tous ces moyens sont efficaces.

Vos états organisent votre physiologie d'une manière caractéristique. En modifiant votre physiologie, vous modifiez votre état. Cela explique peut-être pourquoi faire *semblant* d'être heureux peut entraîner des effets physiques réels. Vous changer les idées sera inefficace à moins que cela ne provoque un changement physiologique, volontaire ou non.

Construire un état de ressources

Vous aurez parfois envie de créer un état de ressources directement. Vous voudrez peut-être expérimenter divers états de ressources comme vous le feriez avec des vêtements, en les «essayant pour voir s'ils vous vont». Vous pouvez procéder de trois façons:

- *Choisissez un modèle de rôle*
  Il peut s'agir d'une personne réelle ou d'un personnage fictif. Choisissez-en un ou plusieurs qui possèdent des qualités que vous admirez. Quel effet cela ferait-il de posséder ces qualités?

- *La physiologie*
  Vous comporter comme si vous étiez plein de ressources vous donnera précisément l'impression de l'être. Se voûter le dos, regarder par terre et soupirer, tous ces comportements sont générateurs de pensées déprimantes. Celles-ci vous font vous affaisser davantage, ce qui en retour accentue votre cafard. C'est un cercle *vicieux*. Vous pouvez amorcer un cercle vertueux en vous redressant, en regardant droit devant vous, en respirant profondément et en souriant. Cela a toutes les chances de déclencher des sentiments positifs en vous. Ce n'est pas de l'hypocrisie, car vous savez fort bien que vous n'êtes pas heureux (du moins pas encore). Vous êtes tout bonnement en train de modifier votre état.

- *Les expériences passées positives*
  Remémorez-vous une expérience vraiment agréable. Revivez la scène en pensée. Voyez-la de nouveau avec vos propres yeux, écoutez son environnement sonore. Les sentiments agréables vous reviendront en même temps. Notre cerveau réagit au souvenir d'un événement de la même façon qu'il a réagi à l'événement comme tel. C'est ainsi que fonctionnent les ancres. Un morceau de musique, une photographie, une odeur peuvent nous ramener brutalement en arrière. C'est ainsi que fonctionnent les porte-bonheur. Ce sont des ancres associées à des expériences positives du passé qui font que la personne qui les porte se sent chanceuse dans le présent. Ils n'ont rien de magique, ils fonctionnent par association. Quel que soit le sentiment positif, si vous l'avez ressenti un tant soit peu dans le passé, vous pouvez le revivre dans le présent.

  Créez un ancrage pour cette expérience agréable de manière à pouvoir la ramener dans le présent chaque fois que vous le désirez. Mieux vaut choisir un objet naturellement associé au souvenir: une image, un morceau de musique, un objet concret. Si vous ne trouvez rien, créez une association. Décidez quelle sera votre ancre et chaque fois que vous la verrez, repensez à votre expérience, revivez-la et ressentez de nouveau les émotions qui s'y rattachent.

Les ancrages exigent un entraînement, mais au bout de quelques jours, l'association se produira de façon naturelle et automatique, et vous n'aurez plus besoin de penser consciemment à l'expérience. Vous serez inondé de sentiments positifs chaque fois que vous entendrez, verrez, ressentirez ou goûterez votre ancre.

Association et dissociation

La PNL est l'étude de la structure de l'expérience subjective. Il existe deux manières fondamentales de structurer les états et la meilleure façon de les comprendre, c'est d'en faire l'expérience.

Pensez à une expérience triste, à un incident qui vous a bouleversé plutôt qu'à un traumatisme majeur. Ce faisant, remarquez si vous vous voyez revivre l'expérience comme à la télévision ou au cinéma ou si vous vous trouvez vraiment à l'intérieur de l'expérience, la regardant de vos propres yeux et la voyant comme au moment où elle s'est produite.
Il se peut que vous passiez rapidement de l'une à l'autre.
Maintenant changez d'état. Bougez, secouez cette pénible expérience et pensez à autre chose pendant un moment.

Maintenant pensez à une expérience vraiment agréable, qui vous a procuré un véritable plaisir. En l'évoquant, remarquez encore une fois si vous vous regardez de l'extérieur ou si vous vous trouvez à l'intérieur de l'image.
Changez d'état de nouveau et revenez au moment présent.

Lorsque vous vous regardez vivre l'expérience de l'extérieur, vous en êtes *dissocié*. Lorsque vous revivez l'expérience, la regardez à travers vos propres yeux, l'observez, l'entendez et la ressentez comme si vous y étiez, vous y êtes *associé*.

La principale différence tient au fait que, lorsque vous êtes associé à l'expérience, vous ressentez les sentiments qui y sont reliés tandis que lorsque vous en êtes dissocié, la force de ces sentiments diminue automatiquement.

Le choix de vous associer à un souvenir ou de vous en dissocier vous confère une grande liberté émotionnelle. Quand vous évoquez des expériences agréables, associez-vous-y. Vous ressentirez alors les sentiments agréables qui l'accompagnent. Si vous repensez à des expériences désagréables, dissociez-vous-en. Vous pourrez conserver une distance émotionnelle et en dégager les leçons utiles.

Il n'est pas facile d'apprendre de ses erreurs quand on revoit une expérience en s'y associant. Comme on est aussitôt inondé de sentiments désagréables, on s'empresse de revenir au présent. (Cela explique pourquoi les phobies sont aussi difficiles à vaincre: elles provoquent des sentiments si intenses et traumatisants qu'il est presque impossible de revenir en arrière pour réévaluer l'expérience initiale. La PNL peut guérir les phobies rapidement en utilisant la dissociation pour neutraliser l'expérience et permettre au sujet d'en tirer une leçon. L'autre solution possible consiste à suivre, durant des mois, une thérapie de désensibilisation, qui consiste essentiellement à supprimer l'ancre et à la remplacer par une nouvelle.) Lorsque vous vous associez de nouveau à un état négatif, vous infligez à votre corps la même sensation déplaisante encore et encore. Cela n'est pas nécessaire. Il y a un sage dicton qui dit que ceux qui ne tirent pas de leçons du passé sont condamnés à le répéter. Une fois que vous aurez dégagé la leçon d'une expérience désagréable, vous rangerez celle-ci spontanément sous forme d'image dissociée dans votre mémoire.

L'association et la dissociation sont des manières d'être. Lorsque vous vivez intensément le moment présent en goûtant les plaisirs sensuels qu'il vous offre, vous êtes associé — du moins nous l'espérons, sinon vous perdez beaucoup. Lorsque vous êtes plongé dans vos pensées, vous êtes dissocié. La dissociation nous protège des chocs et des traumatismes car dans ce cas, nous ne sommes pas vraiment présents.

L'association ne vaut pas mieux que la dissociation, tout dépend de ce que vous voulez faire. Si vous voulez analyser votre expérience et en tirer leçon, dissociez-vous. Si vous voulez être «ici et maintenant», dans le moment présent, associez-vous.

Tirer leçon d'une expérience

Songez à une expérience négative passée, peut-être reliée à votre santé.

Revoyez cette expérience pendant quelques instants et remarquez si vous êtes associé ou dissocié. Dans le premier cas, dissociez-vous. Vous y parviendrez en faisant un pas hors de vous-même tout en continuant d'observer. Vous pouvez aussi vous pousser et pousser toute autre personne présente dans la scène loin de vous. Une autre possibilité consiste à observer la scène d'un point de vue différent, depuis le plafond, par exemple.

Si vous êtes déjà dissocié, modifiez votre point de vue. Regardez la scène sous un angle tout à fait nouveau.

Maintenant, tout en vous regardant dans cette scène et en la voyant se dérouler devant vous, demandez-vous: «Que puis-je apprendre de cette expérience?»

Remarquez en quoi vos sentiments se transforment une fois la leçon dégagée.

De vrais fruits imaginaires

Nos pensées exercent une influence directe sur notre corps à travers nos systèmes de représentation. Imaginez un instant que vous tenez l'un de vos fruits préférés dans la main. Ressentez son poids et sa texture. Est-ce dur ou mou quand vous pressez? De quelle couleur l'imaginez-vous? Prononcez son nom pour vous-même. Puis fermez les yeux et imaginez que vous le humez. Quel effet produit son parfum sur vous? Apprêtez-vous à y goûter. Pelez-le en pensée s'il y a lieu et approchez-le lentement de votre bouche. Mordez dedans et sentez son jus sous votre langue.

Si vous n'avez pas salivé du tout, vous devez être endormi. Les odeurs et les goûts sont particulièrement évocateurs.

Votre cerveau ne fait pas la différence entre le corps et l'esprit. Plus vous remâchez un événement passé, plus le corps-esprit réagit comme s'il était en train de se produire. Songez aux conséquences pour la santé de cette simple expérience avec un fruit imaginaire:

Nos pensées ont une influence directe sur notre corps.
Plus nous imaginons une chose de manière frappante, plus notre corps réagit.

De là l'utilité de créer des images de la santé puissantes et saisissantes. Plus vous pourrez utiliser les systèmes de représentation avec clarté et aisance, mieux vous maîtriserez leur effet sur votre corps. Utiliser ces systèmes de cette manière consciente peut vous paraître étrange au début, mais avec un peu d'entraînement, vous y parviendrez sans peine.

L'aptitude à utiliser différents systèmes de représentation varie selon les individus. Certains sont incapables de voir des images mentales claires et un faible pourcentage affirme ne voir aucune image. Cela constitue leur réalité, leur expérience. En fait, cela signifie qu'ils ne sont pas conscients de leurs images mentales. Nous pouvons tous visualiser, sinon nous serions bien en peine de reconnaître notre propre visage, notre voiture ou la porte de notre maison.

Si vous avez du mal à visualiser, faites l'expérience suivante. Commencez par percevoir un morceau de verre coloré dans votre esprit. Décrivez par écrit ou sur cassette ce que vous voyez, même si vous n'en donnez qu'un aperçu. Si vous n'y arrivez pas, faites semblant que vous pouvez le voir en imagination. De quelle couleur est-il? De quelle taille? Quelle forme a-t-il?

Maintenant, imaginez le son d'une guitare. Ce son résonne-t-il très fort dans votre esprit? Pouvez-vous hausser le volume? Est-il grave ou aigu? Écoutez le rythme de la musique. Est-il rapide ou lent? À quoi ressemblerait cette guitare? Décrivez-la pour vous-même.

Maintenant, imaginez que vous êtes confortablement étendu. Quelles sensations ressentez-vous dans votre corps? Imaginez votre environnement ainsi que les sons que vous entendez, comme le tic-tac de votre réveil.

Pour vous aider à imaginer avec plus de clarté et de réalisme, vous pouvez utiliser le lien corps-esprit. Pour visualiser quelque chose, brouillez votre regard ou tournez la tête et regardez vers le haut. Pour entendre plus clairement des sons intérieurs, tournez la tête d'un côté et regardez du côté opposé. Pour monologuer avec vous-même plus clairement, regardez en bas à gauche. Pour intensifier une sensation, regardez en bas à droite.

Vous avez sans doute remarqué que les gens bougent les yeux lorsqu'ils réfléchissent. Ces mouvements ne se font pas au hasard, pas plus que les yeux ne roulent d'eux-mêmes dans leurs orbites sous l'effet de la gravité! Ces mouvements ont une signification. Ce sont des «clés d'accès visuelles», soit une autre façon pour notre corps et notre esprit de travailler ensemble. La PNL croit que la plupart des gens regardent vers le haut ou brouillent leur vision pour visualiser et regardent vers la gauche ou la droite pour écouter des sons internes. La plupart des gens regardent en bas à droite pour accéder à leurs sensations et en bas à gauche pour écouter leur monologue intérieur. Chez certains, ce modèle est inversé: ils regardent en bas à gauche pour ressentir et en bas à droite pour s'écouter monologuer avec eux-mêmes.

Les clés d'accès visuelles comportent de nombreuses utilités pratiques et sont expliquées en détail dans d'autres ouvrages sur la PNL[3]. Essayez-les, car elles sont utiles pour vous aider à voir, à entendre et à ressentir plus clairement de l'intérieur.

Les submodalités

Toutes les distinctions que nous établissons à travers nos sens dans le monde extérieur, nous pouvons aussi les établir intérieurement. Les distinctions que nous faisons entre nos images, sensations et sons mentaux s'appellent «submodalités». Ce sont les qualités de notre monde intérieur, les plus petits blocs de construction de notre expérience.

La couleur et le mouvement sont des exemples de submodalités visuelles, deux qualités propres aux images internes. Le volume et la direction sont des exemples de submodalités auditives, et la température et la pression, de submodalités kinesthésiques.

Voici quelques-unes des distinctions les plus courantes entre les submodalités:

Clés d'accès visuelles

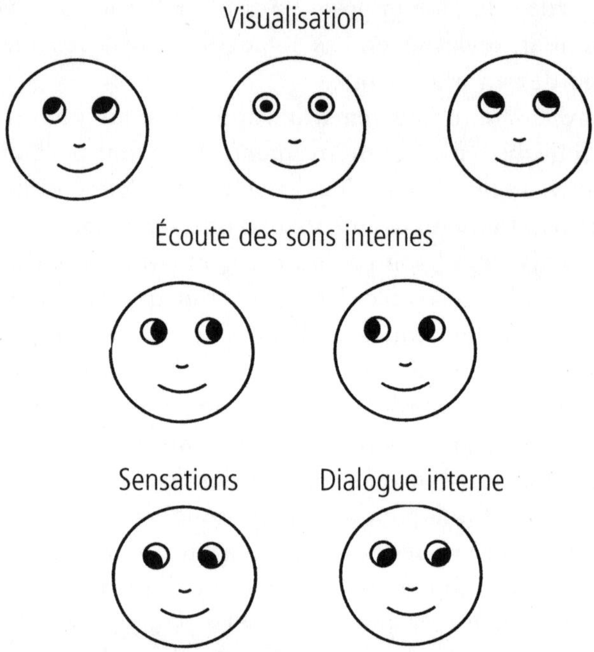

Note: Ces visages sont vus par l'observateur.

Les submodalités visuelles

- associé (vue par ses propres yeux) ou dissocié (regard porté sur soi)
- en couleur ou en noir et blanc
- limité ou infini
- profondeur (deux ou trois dimensions)
- latéralisation (par ex., vers la gauche ou la droite, le haut ou le bas)
- distance (entre soi et l'image)
- luminosité
- contraste
- clarté (trouble ou nette)
- mouvement (comme un film ou un diaporama)
- vitesse (plus rapide ou plus lent que la normale)

- nombre (écran divisé ou images multiples)
- taille

Les submodalités auditives

- mono ou stéréo
- mots ou sons
- volume (fort ou faible)
- ton (doux ou dur)
- timbre (rondeur du son)
- localisation du son
- distance de la source sonore
- durée
- continuité ou discontinuité
- vitesse (plus rapide ou plus lent que d'habitude)
- clarté (clair ou étouffé)

Les submodalités kinesthésiques

- localisation
- intensité
- pression (forte ou faible)
- mesure (taille)
- texture (rêche ou douce)
- poids (léger ou lourd)
- température
- durée
- forme

Les submodalités traduisent notre façon de codifier nos expériences. Tous nos souvenirs, espoirs, croyances et peurs reposent sur une structure de submodalités. En modifiant celles-ci, nous changeons la structure de notre expérience ainsi que sa signification. Lorsque cette dernière est modifiée, notre réaction interne se transforme également.

Revoyez en pensée une expérience agréable. Remarquez sa couleur, sa luminosité et sa localisation. Maintenant, pensez à une expérience désagréable. Bien des gens voient une image plus sombre dans laquelle il y a moins de mouvement et qui se déroule dans un lieu légèrement différent. Quelle différence voyez-vous?

Nous avons commencé ce livre en illustrant les différentes submodalités entre la «santé» et «être en santé».

Les submodalités vous permettent de maîtriser votre expérience interne. Elles représentent une façon d'assouplir sa pensée dans sa recherche de la santé.

La ligne du temps

Nous possédons un vaste éventail de submodalités pour parler du temps. Nous parlons d'«un passé lointain», disons «avoir un brillant avenir devant soi», «regarder en arrière et s'esclaffer» et «le temps s'arrête». Quelle que soit la véritable nature du temps, nous semblons lui prêter une dimension spatiale.

Comment organisez-vous le temps dans votre esprit de manière à pouvoir différencier vos souvenirs et vos espoirs? Comment savez-vous qu'un événement s'est produit hier plutôt qu'il y a cinq ans? Vous leur assignez des submodalités différentes.

Pensez à un événement passé. Remarquez de quelle direction il semble surgir. Maintenant, pensez à vos projets d'avenir ou à vos espoirs. De quelle direction semblent-ils provenir? Imaginez une ligne qui relie le passé au futur. Voilà votre ligne du temps.

Beaucoup de gens situent le passé à gauche sur leur ligne du temps, le présent, devant eux et l'avenir à droite. C'est ce qu'on appelle une organisation «à travers le temps». L'autre disposition courante consiste à voir le passé derrière soi, l'avenir devant soi et le présent à l'intérieur de son corps. C'est ce qu'on appelle une organisation «dans le temps».

Outre leur caractère fascinant, les lignes du temps ont de multiples applications et conséquences[4]. Il est essentiel, pour jouir d'une santé florissante, de pouvoir envisager un avenir qui vous tire vers l'avant. Votre avenir s'étend-il loin devant vous et a-t-il l'air invitant? Il est important, avec les patients gravement malades, de travailler sur leur ligne du temps, car l'espoir découle de la capacité de «voir» un avenir et de tirer un trait sur le passé.

Organisation à travers le temps et dans le temps

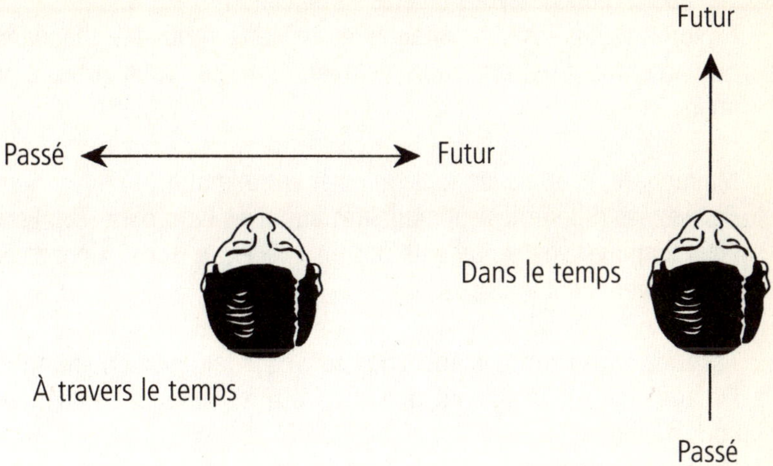

Santé passée, présente et future

Au premier chapitre, vous avez défini ce qu'être en santé signifiait pour vous. Maintenant vous pouvez le concrétiser. Vous avez peut-être employé des mots abstraits comme «bonheur», «forme physique» ou «bien-être» dans votre définition. Comment vos mots s'expriment-ils concrètement dans votre vie?

> Créez une image de vous-même dans laquelle vous respirez la santé. Faites-en une image dissociée. Que voyez-vous? Peu importe ce que vous faites dans l'image, du moment que vous êtes convaincu qu'elle vous représente dans un état de santé positive. Vous «rayonnez» littéralement de santé.
>
> Maintenant, prenez la liste des submodalités visuelles (voir page 74) et faites des expériences en modifiant votre image pour qu'elle reflète encore mieux votre santé éclatante. Par exemple, la première submodalité de la liste est la couleur. Si votre image est en couleur, voyez-la en noir et blanc et si elle est déjà en noir et blanc, ajoutez-y de la couleur.
>
> Laquelle est la plus attrayante?
>
> La submodalité suivante est «limité ou infini».

Si votre image est limitée, retirez le cadre. Si elle ne l'est pas, encadrez-la.
Comment réagissez-vous à cette modification?
Explorez toutes les submodalités et conservez tous les changements qui accentuent la sensation de bien-être que vous procure votre image.

Maintenant, écoutez les sons qu'émet votre image.
Essayez les différentes submodalités auditives (voir page 75). Pouvez-vous amplifier vos sentiments positifs grâce aux sons? Conservez les changements qui vous plaisent.

Associez-vous à votre image. Vous pouvez le faire soit en entrant dans l'image, soit en imaginant que vous attirez l'image à l'intérieur de vous-même.
Vérifiez vos sentiments. Est-ce là un état de santé vraiment positif pour vous?
Y a-t-il autre chose que vous puissiez faire pour l'améliorer?
Le cas échéant, ressortez de votre image et continuez d'explorer les submodalités jusqu'à ce que vous soyez satisfait.

Lorsque vous serez satisfait, vous aurez découvert ce qu'être en santé signifie pour vous en tant qu'expérience subjective: vous aurez concrétisé vos mots.

Dressez la liste des submodalités que vous associez à une santé positive. À l'avenir, chaque fois que vous voudrez visualiser la santé, vous pourrez la consulter.

La prochaine étape consiste à placer de manière définitive votre image dissociée sur votre ligne du temps.

Imaginez que votre ligne du temps s'étend devant vous. Prenez l'image et les sons qui représentent la santé pour vous, et placez-les dans votre avenir en les posant dans la partie «futur» de votre ligne du temps.
Quel effet cela vous fait-il?
Quel est le lien entre le vous d'aujourd'hui et ce futur vous bien portant?
Ce futur vous semble-t-il réaliste et accessible?

À quelle distance dans le futur avez-vous placé votre image?
Quel obstacle pourrait vous empêcher d'atteindre ce futur?

À titre d'expérience, placez votre image à divers moments de votre futur.
Mettez-la au point correspondant à la semaine prochaine.
Au mois prochain.
À l'année prochaine.
À trois ans plus tard.
À cinq ans plus tard.
Ces changements suscitent-ils différentes réactions en vous?
Quelle relation voulez-vous établir avec ce vous bien portant dans l'avenir?
Cet avenir vous attire-t-il?
Quelles étapes devrez-vous suivre pour atteindre ce futur vous?
Que diriez-vous à ce futur vous?
Quelles questions lui poseriez-vous?

Maintenant, glissez-vous dans la peau de ce futur vous en santé.
Associez-vous à ce futur vous.
Dans la peau de ce «futur vous», retournez-vous pour regarder le «vous présent».
Que ressentez-vous?
Quel conseil pourriez-vous donner à ce «vous présent» pour l'aider à se rendre jusqu'au point où vous vous trouvez?
Quelle réponse donneriez-vous aux questions qui vous ont été posées?
Quelles questions lui poseriez-vous?

Enfin, faites un pas de côté et imaginez que vous pouvez voir votre futur vous rayonnant de santé et votre vous présent.
Quel est le lien entre les deux?
Que peuvent-ils vous apprendre?

Revenez dans le vous du présent.

Cet exercice est extrêmement puissant. Grâce à lui, être en santé devient réel d'une manière unique pour vous.

Avec l'aide des systèmes de représentation et des submodalités, vous pouvez fignoler et façonner cet état de santé pour qu'il soit exactement tel que vous le désirez. En le plaçant sur votre ligne du temps dans le futur, vous établissez un lien entre le vous présent et le vous que vous souhaitez être. Vous pouvez voir ce qui doit changer et par où commencer.

Sujets de réflexion

La personne malheureuse est la cible de tous les types possibles de maladie.

B. Larson, *There's a Lot More to Health Than Not Being Sick* (Word Books, 1984)

Un cœur joyeux favorise la guérison, un esprit attristé dessèche les membres.

Proverbes, 17,22

Si je demandais à mes patients d'élever leur taux d'immunoglobulines ou de cellules T tueuses, nul ne saurait comment faire. Mais si je peux leur enseigner à s'aimer eux-mêmes et à aimer les autres totalement, ces changements se produisent automatiquement. La vérité, c'est que l'amour guérit.

Bernie Siegel, *L'amour, la médecine et les miracles* (Laffont, 1989)

Les psychologues en psychologie expérimentale et les cliniciens ont prouvé au-delà de tout doute que le système nerveux humain ne peut faire la différence entre une expérience «réelle» et une expérience imaginée de façon frappante et détaillée.

Maxwell Maltz, *Psycho-Cybernétique*
(Godefroy C.H., 1979)

L'art de la médecine consiste à amuser le patient pendant que la nature guérit la maladie.

Voltaire

Chapitre 4

Les croyances et la santé

Les croyances sont nos principes directeurs. Nous agissons comme si elles étaient vraies, qu'elles le soient ou non. La PNL voit les croyances d'un œil pragmatique: pour elle, ce sont les principes qui sous-tendent nos *actions* et pas nécessairement ceux que nous affirmons verbalement. Les croyances sont des généralisations fondées sur une expérience passée, qui déterminent nos réactions futures. Ce ne sont pas des réalités, bien que nous ayons tendance à remarquer les faits qui les appuient et à justifier ceux qui les contredisent. Les croyances ne sont pas logiques, on ne peut pas les prouver. Ce sont les hypothèses de travail que nous utilisons dans la vie de tous les jours.

À quel point vous croyez-vous en santé? Des épidémiologistes[1] ont réalisé un certain nombre d'études fascinantes dans lesquelles ils demandaient aux sujets d'évaluer si leur santé générale était excellente, bonne, passable ou médiocre. Ils découvrirent que cette auto-évaluation était excellente pour prédire la durée de vie des sujets. Les résultats étaient constants même chez les sujets du même sexe, niveau d'instruction, revenu et âge. Tous les facteurs étant égaux, les sujets qui *se croyaient* en mauvaise santé avaient trois fois plus de chances que les autres de mourir dans les sept années subséquentes. Nos croyances sur notre santé exercent une influence plus grande sur celle-ci que les tests objectifs.

Comment explique-t-on que des personnes affligées d'arthrite et d'hypertension se jugent bien portantes tandis que d'autres qui souffrent d'un simple rhume se trouvent en mauvaise santé? Parce que la santé est une expérience subjective, votre réalité quotidienne, et qu'on ne peut pas la mesurer ni la comparer à celle des autres.

Votre degré de santé à vos yeux dépend des preuves dont vous disposez et des comparaisons que vous faites. Il est important d'être réaliste. Si on définit la santé comme l'absence de maladie pendant cinq ans et l'aptitude à courir un marathon, peu de gens se définiront comme étant en santé. Par contre, si on la considère comme un état d'équilibre et l'aptitude à se guérir soi-même, une personne peut se juger fondamentalement en santé malgré une maladie temporaire. Les comparaisons irréalistes influent sur nos perceptions et celles-ci ont un effet sur notre santé.

Votre définition personnelle de la santé influence la mesure dans laquelle vous vous croyez en santé.

Votre perception de votre état de santé influe sur votre longévité.

Cause et effet

Les croyances tentent d'expliquer les causes et les effets. Le principe de la cause et de l'effet est excellent lorsque l'un suit l'autre rapidement et inévitablement. Si vous vous coupez la main, elle saigne aussitôt. Plus les deux événements sont éloignés dans le temps, moins il est facile de dire que l'un a «causé» l'autre, car un grand nombre d'autres événements sont entrés dans la chaîne.

Il est très ardu d'établir de simples relations de cause à effet à propos de la santé. Le corps humain est l'un des systèmes les plus complexes de l'univers connu et il met en jeu de multiples causes et associations. Certains facteurs sont nécessaires mais non suffisants pour entraîner la maladie. Le virus de la grippe «cause» la grippe mais seulement lorsqu'un grand nombre d'autres facteurs sont présents, sinon tous les habitants de la terre en souffriraient constamment.

Le corps humain fonctionne comme un système et il tente constamment de se guérir même quand il a l'air de faire le contraire. Par exemple, l'ostéoporose est une réduction progressive de la densité des os. Le corps prend le calcium dont il a besoin dans les os qui deviennent de plus en plus friables. Pourquoi le corps prend-il le calcium des os? Pour demeurer en vie. Il a besoin d'une certaine quantité de calcium pour que son système nerveux fonctionne bien. Votre vie dépend de la capacité de votre corps d'utiliser le calcium. Si le corps est incapable d'assimiler le calcium des aliments en quantité suffisante, il le prendra dans les os. Notre régime alimentaire renferme suffisamment de calcium en autant que le corps soit capable de l'assimiler, mais un tas d'aliments empêchent cette assimilation. Le lait de vache est riche en calcium mais il contient assez de phosphore pour empêcher son absorption. Les protéines animales entravent aussi l'assimilation du calcium. Plus vous consommez de protéines animales, plus vous excrétez de calcium. Un régime occidental typique contient trois fois plus de protéines que la quantité nécessaire pour bien s'alimenter. Un régime suffisamment riche en calcium est inutile si le corps ne peut pas l'assimiler. Il pourrait y avoir un lien significatif entre l'ostéoporose et le régime alimentaire.

De nombreux symptômes reflètent les efforts du corps pour se guérir lui-même. L'inflammation augmente l'afflux de sang et de lymphe à la région endommagée. La fièvre permet au système immunitaire de réagir plus rapidement. En cas d'infection, notre corps produit les substances chimiques nécessaires pour régler plus haut notre «thermostat», situé dans l'hypothalamus. Une fois l'infection vaincue, le corps cesse de produire ces ingrédients et transpire afin de se rafraîchir.

Croyances et signification

Les croyances confèrent une signification à nos expériences, elles sont sources de stabilité et de compréhension, et cela explique pourquoi les gens éprouvent une satisfaction sardonique à dire: «Je savais que cela arriverait» advenant une catastrophe. Les croyances sont organisées en système et s'imbriquent pour former une structure qui donne de la cohérence à nos expériences.

Parfois, la modification d'une croyance jette un doute sur d'autres croyances. Par exemple, si les émotions ont le pouvoir de renforcer ou d'affaiblir le système immunitaire, cela *signifie* que je possède un certain pouvoir sur la maladie.

Une maladie grave peut pulvériser nos croyances. Un diagnostic de cancer, par exemple, provoque une modification affreusement directe de nos croyances. Même les malaises bénins ont une signification. Comment réagissez-vous quand vous êtes malade? Cela vous fait-il un choc? Cela vous ennuie-t-il? Cherchez-vous à vous débarrasser le plus vite possible de la maladie afin de revenir à votre état antérieur? Vous sentez-vous obligé de poursuivre vos activités comme d'habitude? La maladie est-elle un signe de faiblesse? Bien des gens n'ont aucune sympathie pour les gens malades; ils croient que si eux-mêmes peuvent persévérer malgré tout, tout le monde devrait faire comme eux.

Nos croyances jouent un rôle dans notre guérison. Entre vingt et trente pour cent des victimes d'infarctus ne se rétablissent jamais complètement parce qu'elles se comportent comme des invalides. Autrefois les médecins conseillaient à ces patients de se ménager, mais aujourd'hui ils reconnaissent qu'ils doivent reprendre autant que possible leurs activités antérieures. De la même façon, les séquelles d'une blessure physique peuvent restreindre vos activités sauf si vous utilisez l'exercice et la physiothérapie pour retrouver un éventail de mouvements aussi complet que possible.

Robert Lewin, professeur de rééducation à l'université de Hull, a mis au point un programme de rééducation à l'intention des personnes cardiaques qui est utilisé dans plus de quatre-vingts hôpitaux[2]. Ce programme vise surtout à modifier la perception qu'ont les patients de leur maladie. Robert Lewin signale que quatre-vingts pour cent des victimes de crise cardiaque attribuent leur maladie à des facteurs sur lesquels elles n'ont aucun pouvoir tels l'inquiétude, le stress et le surmenage. Ces patients ne croient pas exercer un contrôle sur leur vie. Outre qu'elles intensifient l'anxiété et la dépression, ces croyances entraînent le patient dans une spirale descendante, car la dépression double ses risques de décès prématuré. Il se pourrait bien que l'on guérisse dans la mesure seulement où l'on croit pouvoir le faire.

Les croyances de la médecine

Voici les principes directeurs du modèle occidental actuel de traitement médical:

1. La maladie est un processus pathologique dans lequel le corps humain dépasse des mesures normales scientifiquement définies.
Elle peut être causée par un excès (d'ultraviolets, de cholestérol, etc.).

Elle peut être causée par une pénurie (de vitamines, de minéraux, d'insuline, etc.).
Elle peut être causée par une chose nocive en soi (bactérie, virus, radiation, etc.).

2. Toute maladie a une cause biologique.

3. Les maladies et malaises sont situés dans le corps du patient.

4. En général, la cause initiale d'une maladie se trouve à l'extérieur du corps du patient.

5. Le traitement prend la forme d'une intervention physique (chirurgie, médicaments) visant à supprimer ou à réduire tout ce qui peut causer le malaise ou la maladie.

6. Il est possible que la recherche médicale trouve un remède à tous les malaises et maladies qu'il est possible de contracter.

7. Les médecins s'y connaissent en maladies. Ce sont des experts. Les patients, par contre, en ignorent tout.

8. Les médecins traitent les malaises et les maladies. Les patients sont des gens qui souffrent de malaises et de maladies. Par conséquent, les médecins traitent les gens.

Ces croyances, aussi étroites soient-elles, sont fort répandues. Si on veut les modifier et en élargir le cadre, il faut prendre conscience de leurs conséquences, de notre façon de penser à la maladie et de notre réaction quand nous sommes malades.

Explorer ses croyances sur la santé

Comment compléteriez-vous les phrases ci-dessous? Quel éclairage vos réponses jettent-elles sur vos croyances?

Être en santé signifie...
Si je suis en santé, je peux...
Pour que ma santé soit parfaite, je devrais changer...
Si je voulais prendre ma santé en main, il faudrait que je...
Quand je suis malade, cela veut dire que...

Voici ce qui m'empêche d'être en santé:
Voici ce qui m'aide à être en santé:

Maintenant inversez vos réponses aux deux questions ci-dessus. Voyez plutôt comme des facteurs de santé les éléments qui vous apparaissent comme des obstacles.

Puis voyez comment les éléments que vous considérez comme des facteurs de santé pourraient, en fait, y faire obstacle.

Voici quelques croyances restrictives concernant la santé, jumelées à leur croyance contraire. Complétez les deux séries de phrases.
Lesquelles sont vraies pour vous?
Lesquelles aimeriez-vous considérer comme vraies pour vous?
Cela dépend beaucoup de ce qu'être en santé signifie pour vous.

Je ne mérite pas d'être en santé parce que...
Je mérite d'être en santé parce que...

Je ne recouvrerai peut-être pas la santé parce que...
Je recouvrerai la santé parce que...

Il est mal de vouloir être en santé parce que...
Il est bien de vouloir être en santé parce que...

Je peux respirer la santé parce que...
Je ne peux pas respirer la santé parce que...

Être en santé est irréaliste parce que...
Être en santé est réaliste parce que...

Lorsque vous êtes libre de définir ce qu'est la santé pour vous, certains faits vous obligent-ils à croire la première phrase des paires ci-dessus plutôt que la seconde?

Voici quelques croyances courantes. Qu'en pensez-vous? Y en a-t-il que vous épousez contre votre gré?

Quand j'ai mal à la tête, il vaut mieux que je prenne un cachet.
Les antiacides sont ce qu'il y a de mieux en cas d'indigestion.
Il faut obéir aux médecins.
Je ne connais pas mon corps assez bien pour prendre ma santé en main.
La maladie est inévitable.
Les douleurs et les maux font partie du vieillissement.
Plus je prends de médicaments, plus je suis en santé.
Accoucher est dangereux et mieux vaut le faire à l'hôpital.
Je ne peux pas me débarrasser de la douleur sans un traitement médical quelconque.
Je suis responsable de mes maladies.
Si un microbe est déterminé à vous attaquer, il n'y a rien que vous puissiez faire.
J'ai très peu d'influence sur ma santé.
Ma santé est déterminée par mon hérédité: ou j'ai de la veine ou je n'en ai pas.
La médecine devrait être laissée aux professionnels.
Pour être vraiment en santé, il faudrait que je renonce à tout ce qui me donne du plaisir.
Les médecins sont inutiles.
Il faut endurer son mal sans se plaindre.
Si j'ai un problème de santé depuis des années, il faudra des années pour en venir à bout.
Il est difficile de changer.
Une fois que vous avez atteint l'âge de ... ans, votre santé ne peut faire autrement que se détériorer.

Je ne peux pas maîtriser mes émotions.
On est naturellement bien portant ou on ne l'est pas.

Enfin, quelles sont vos croyances sur la maladie?
Comment savez-vous que vous êtes malade?
Que signifie la maladie pour vous?
Parmi les symptômes ci-dessous, lesquels indiquent que vous êtes malade?
Y a-t-il des symptômes que vous aimeriez ajouter à cette liste?

J'ai mal.
Je suis malheureux.
Je suis fatigué.
Je me sens faible.
Je ne veux pas manger.
Je n'ai envie de voir personne.
Je dois me coucher pendant la journée.
Je n'ai pas les idées claires.
Je n'ai pas envie de me lever le matin.
Je ne peux pas travailler.
On me dit que je suis malade.
Le médecin dit que je suis malade.
Je vomis.
J'ai de la fièvre.
Il faut que je voie un médecin.
Je suis inquiet et bouleversé.
Je ne peux pas faire ce que j'aime.
J'ignore ce qui cloche chez moi.

Que signifie le mot «blessure» pour vous?
Parmi les indications suivantes, lesquelles signifient que vous êtes blessé? Y en a-t-il d'autres que vous aimeriez ajouter à cette liste?

Je suis incapable de marcher.
Je ne peux pratiquer aucun sport.
Je dois aller à l'hôpital.
J'ai des os fracturés.

J'ai mal.
Cela ne guérit pas dans un laps de temps donné.
Je dois voir un médecin.
J'ai une ecchymose.
Je dois garder le lit.
Je saigne.
Je ne peux pas utiliser une partie de mon corps comme d'habitude.

Vous pouvez mettre en pratique dès maintenant ces renseignements sur les croyances.

Pensez à un aspect de votre santé qui ne vous donne pas satisfaction.
Expliquez par écrit pourquoi vous n'obtenez pas satisfaction.
Que vous révèle cette explication sur vos croyances à l'égard de la santé?
Quelles croyances vous faudrait-il modifier pour augmenter vos chances d'obtenir ce que vous voulez?
Dans quelle mesure un observateur impartial avalerait-il votre explication?
Pouvez-vous séparer vos croyances des faits?

Toutes les croyances, vraies ou fausses, ont des incidences parce qu'elles sous-tendent nos actions. En effet, c'est dans nos actions et non dans nos paroles qu'elles se manifestent. Elles ont en outre un effet biochimique sur notre corps. Les croyances peuvent être toxiques, et notre corps en porte l'usure. Comme nous l'avons vu, l'hostilité, la dépression et le sentiment d'impuissance découlent de nos croyances sur nous-mêmes et sur le monde, et sont dangereux pour la santé. De nombreuses croyances sur la santé laissent entendre, sans jamais que ce soit dit, que nous sommes sans ressources devant les attaques des microbes maraudeurs.

Les listes ci-dessus vous permettent d'explorer vos croyances sur votre santé: ce qui est possible; où, selon vous, se termine votre rôle et où commence celui du médecin. Vous vous interrogez peut-être sur leur portée plus générale. Par exemple, une aspirine soulagera peut-être votre mal de tête, mais elle ne corrigera pas la tension musculaire qui l'a peut-être causé. En prenant un cachet, vous bloquez le signal qui vous dit que quelque chose ne va pas.

Vrai ou faux?

Parmi les énoncés ci-dessous, combien, selon vous, ont été sanctionnés par la recherche médicale?

1. L'hostilité chronique dans les relations est le facteur unique le plus susceptible de conduire à un infarctus chez les adultes américains.
2. Une crise d'asthme peut être provoquée par la proximité de fleurs artificielles.
3. Le fait de coucher dans un journal ses sentiments face aux principaux événements de sa vie a un effet bénéfique mesurable sur le système immunitaire.
4. Les hommes qui font du bénévolat au moins une fois par semaine ont un taux de mortalité deux fois moins élevé que les autres.
5. Les analgésiques que nous produisons dans notre corps — endorphines et enképhalines — sont dix fois plus puissants que la morphine.
6. Regarder des poissons tropicaux nager dans un aquarium diminue la pression sanguine et la fréquence cardiaque.
7. Certaines personnes peuvent, en modifiant très rapidement la courbure de leur œil, devenir myopes, hypermétropes ou voir normalement, au point qu'un oculiste rédigerait des ordonnances différentes.

Vous avez peut-être deviné que tous ces énoncés ont été validés par la recherche médicale sauf le cinquième. (En fait, nos analgésiques naturels sont plus de cent fois plus puissants que la morphine[3].)

On a découvert que l'hostilité jouait un rôle plus important dans l'incidence des crises cardiaques que tout autre facteur alimentaire ou environnemental[4]. Non que la colère soit toujours nocive, selon les chercheurs. Ce qui «brise le cœur» littéralement, c'est l'hostilité en tant que mode de vie; le fait de voir les gens et les événements comme des menaces personnelles et de vivre dans un état permanent de méfiance et d'anxiété par rapport à ses biens comme si les autres voulaient vous voler. Il faut embrasser certaines croyances précises pour se comporter de la sorte.

Les gens peuvent souffrir d'asthme à proximité des fleurs artificielles du moment qu'ils les croient réelles[5]. Notre système immunitaire réagit non pas à la réalité mais à ce que nous croyons être réel. Cela vient étayer l'idée qu'en changeant nos perceptions, nous pouvons modifier la réaction de notre système immunitaire.

Il a été démontré que tenir un journal était bénéfique pour la santé. La psychologue Jane Pennebaker réalisa une étude auprès d'un groupe d'étudiants à qui on avait demandé de coucher sur papier leurs sentiments face aux événements bouleversants ou traumatisants de leur vie. Un groupe témoin écrivit sur des incidents anodins. L'étude s'étendit sur quatre jours. Au cours des six mois subséquents, les étudiants du premier groupe consultèrent moins souvent le médecin que ceux du groupe témoin. Six semaines après l'étude de quatre jours[6], Pennebaker découvrit que ces étudiants présentaient une meilleure fonction immunitaire. Se confier, même à un journal, semble bénéfique pour l'âme. Cela est peut-être dû au fait qu'en projetant les traumatismes hors de soi-même, on peut s'en dissocier, en dégager une leçon et les voir d'une manière plus objective.

Le bénévolat constitue une manière de se dépasser et de se relier aux autres. Il se situe à l'opposé de l'hostilité égocentrique. Dans le cadre d'une importante étude effectuée à Tecumsah, dans le Michigan, des chercheurs suivirent trois mille sujets pendant dix ans. Le taux de mortalité des hommes qui s'adonnaient régulièrement au bénévolat était deux fois et demi plus bas que celui des autres[7].

Si vous avez déjà contemplé un poisson tropical dans un aquarium, vous connaissez le genre d'état flottant, relaxant que cela engendre. Ses gracieux mouvements sont coulants et nonchalants. Il y a quelque chose de merveilleux et d'attrayant à observer la vie que les dessins abstraits ne peuvent imiter. Des études ont démontré que la contemplation de poissons tropicaux évoluant dans un aquarium abaissait la pression sanguine des personnes hypertendues. Par contre, si elles observaient un aquarium vide, leur pression montait et elles s'ennuyaient ferme[8]. Il y a fort à parier que vous n'avez pas besoin d'investir dans un aquarium pour obtenir cet état de détente et de nonchalance.

Les changements de vision ont été observés chez des personnes souffrant d'un trouble de la personnalité multiple. Celles-ci semblent abriter plusieurs personnalités différentes qui se manifestent à divers moments. Chaque personnalité peut penser qu'elle est la seule et nier l'existence des autres. Ce trouble résulte presque toujours d'un traumatisme subi dans l'enfance au cours duquel une ou plusieurs parties de la personne se dissocie complètement du reste. Une personnalité peut bénéficier d'une vision parfaite tandis qu'une autre sera hypermétrope[9]. Cela veut dire que la vision ne peut être fixe sinon toutes les personnalités, qui partagent les mêmes yeux, auraient la même vision.

Les croyances sont comme des possessions

Nous parlons des croyances comme s'il s'agissait de possessions. Notre langage est particulièrement révélateur à cet égard. On «a» des croyances. On les «adopte» ou les «acquiert» et on peut en «hériter». On dit que les gens «épousent» des croyances ou même s'y «accrochent». Quand on y renonce, on les «renie», on s'en «débarrasse», on les «abandonne» ou on les «perd».

Si les croyances sont des possessions, nous pourrions être possessifs. Certaines peuvent constituer un précieux héritage tandis que d'autres sont des objets d'usage plus courant. Nous en affichons certaines publiquement tandis que d'autres nous paraissent trop précieuses pour être montrées à n'importe qui. Nous les acquérons de bien des façons différentes et, à l'instar des meubles ou des éléments de décoration, nous veillons à ce qu'elles ne jurent pas entre elles. Certaines croyances auraient peut-être l'heur de nous plaire mais elles ne «s'harmoniseraient» pas avec notre décor. Si vous imaginez que vos croyances sont des biens que vous pouvez choisir et rejeter à volonté, plutôt que des biens dont vous héritez au hasard, comment décorerez-vous et meublerez-vous votre univers intérieur?

Les croyances utiles

Vous arrondirez peut-être les yeux en lisant le titre ci-dessus si vous avez l'habitude de considérer les croyances comme étant simplement vraies ou fausses. La PNL suggère qu'il est utile de remplacer l'idée de croyances par celle de «présuppositions». Les présuppositions sont des principes d'action. Elles ressemblent aux croyances sauf que vous les choisissez. Vous ignorez si elles sont vraies ou non, mais vous agissez comme si elles l'étaient et observez les résultats obtenus. Cela est logique puisque nous ne savons jamais vraiment si nos croyances sont vraies, encore que leurs conséquences soient plutôt réelles.

Vous conservez vos présuppositions aussi longtemps que vous obtenez des résultats favorables à votre santé et à votre bien-être. Vous les modifiez si vous n'obtenez pas de résultats bénéfiques. Comme les croyances ont un effet Pygmalion (c'est-à-dire qu'elles agissent comme des prophéties qui s'exaucent), le fait d'agir comme si elles étaient vraies augmente vos chances d'obtenir des résultats en accord avec elles.

Quelles présuppositions aimeriez-vous utiliser à propos de la santé et de la maladie? Lesquelles seraient constructives pour vous?

Voici quelques suggestions:

- *Votre corps est naturellement en santé.*
  La principale activité du corps est de survivre et de se réparer. Le corps se guérit lui-même naturellement. Chaque fois que nous nous coupons, nous observons ce processus de guérison à l'œuvre. La peau guérit, la blessure se cicatrice. Même dans les pires circonstances, alors que tout est contre lui, le corps essaiera de se guérir et de survivre. Avec le travail nécessaire, il peut se guérir de n'importe quelle maladie. Le problème consiste justement à déterminer la nature de ce travail. Les malaises et les maladies sont des états dans lesquels le corps est en déséquilibre. La guérison est le retour à la santé, à l'équilibre. Cela signifie aussi que vous pouvez faire confiance à votre corps. Les messages qu'il vous transmet sous forme de douleur ou de malaise sont des signaux indiquant que quelque chose ne va pas. Qu'il a besoin d'attention. Le corps n'est pas un ennemi capricieux qui vous laissera tomber à la première occasion.

- *Vous pouvez apprendre de chaque maladie.*
  Appréciez la capacité merveilleuse de votre corps de se guérir et réfléchissez aux événements qui se sont produits dans votre vie avant votre maladie. Quels facteurs ont favorisé celle-ci selon vous? Certains facteurs sont indépendants de votre volonté. Mais vous pouvez exercer une influence sur certains autres.

- *Le corps et l'esprit forment une entité unique — le même moi.*
  Vos pensées influent sur votre corps et ce que vous faites avec votre corps influe sur vos pensées. Cela vous confère un certain pouvoir. Vous pouvez éviter les pensées qui nuisent à votre santé et cultiver celles qui la favorisent.

- *Les symptômes sont des signaux.*
  Découvrez la signification du signal au lieu de chercher aussitôt à le supprimer. Si vous prêtez attention à ce que votre corps vous dit, vous vous synchronisez avec vous-même, vous apprenez à connaître des niveaux plus profonds de vous-même.

Les submodalités des croyances

Les croyances reposent sur une structure de submodalités. Selon que nous croyons une chose ou en doutons, nous nous en formons une représentation différente.

Pensez à une de vos croyances. Rien de controversé. Quelque chose de banal comme le soleil se lèvera demain ou tel pays que vous n'avez jamais visité existe vraiment. Tout en pensant à cela, remarquez la qualité de l'image qui vous vient à l'esprit. Notez les submodalités de votre croyance en vous aidant des listes des pages 74 et 75. Observez en particulier la taille et la clarté de l'image et sa localisation dans votre champ visuel. Le contenu de l'image importe peu. Si une submodalité de la liste vous paraît absurde ou ne s'applique pas, laissez-la de côté. Si vous remarquez une qualité ou un son qui ne figure pas sur la liste, notez-le également.

Puis, pensez à une chose dont vous doutez. Exagérez: votre chaussure se changera en éléphant, par exemple. Observez l'image qui vous vient à l'esprit. Le contenu n'est pas important. Vérifiez les submodalités de ce doute en vous aidant des listes des pages 74 et 75, comme vous l'avez fait pour votre croyance. Des différences intéressantes ressortiront entre les submodalités de votre doute et celles de votre croyance. Ne prenez pas la certitude que vous éprouvez à l'égard de votre croyance pour une submodalité. Elle constitue une réaction aux submodalités et n'en fait pas partie. De même, votre scepticisme ne fait pas partie des submodalités, mais constitue votre réaction à votre manière de vous représenter la chose dont vous doutez.

Modifier

Vous avez peut-être mis au jour des croyances que vous désirez modifier. D'après vous, est-ce possible de modifier ses croyances? Vous avez dû le faire dans le passé sinon vous embrasseriez encore les mêmes croyances que quand vous étiez enfant. Nous possédons tous un mausolée personnel rempli des reliques de nos vieilles croyances.

Vous ne pouvez pas simplement laisser tomber une croyance, cela créerait un trou noir dans votre univers mental. Vous devez la remplacer par une autre croyance que vous préférez. La PNL offre un grand nombre de techniques permettant de travailler sur ses croyances et de les modifier[10].

Si vous voulez modifier une de vos croyances, posez-vous quelques questions:

Quelle influence cette croyance a-t-elle sur ma santé?
Lui est-elle favorable?
Quelles actions découlent de cette croyance et nuisent à ma santé?
Comment cette croyance m'aide-t-elle?

Vous commencez peut-être à douter de votre vieille croyance. Est-elle vraie en toute circonstance? Est-ce que tout le monde a la même? Sinon, pourquoi pas? Remarquez les situations qui ne concordent pas tout à fait avec votre vieille croyance. Pensez à toutes les croyances sur la santé qui ont été adoptées puis abandonnées dans la littérature médicale depuis une décennie. La médecine peut se tromper et cela lui est déjà arrivé. Entrez dans votre mausolée de vieilles croyances. Qu'y trouvez-vous?

Puis posez-vous les questions ci-dessous:
Qu'est-ce que je préférerais croire?
De quelle façon ma nouvelle croyance améliorera-t-elle ma santé?
De quelle façon ma nouvelle croyance nuira-t-elle à ma santé?
Qu'est-ce qui pourrait m'arriver de mieux grâce à ma vieille croyance?
Qu'est-ce qui pourrait m'arriver de mieux grâce à ma nouvelle croyance?
Qu'est-ce qui pourrait m'empêcher d'adopter cette nouvelle croyance?
Quels éléments de ma vie concordent déjà avec cette nouvelle croyance?
Comment ma nouvelle croyance s'accorde-t-elle avec mon sens du soi?

Vous verrez que non seulement il est possible de modifier une croyance mais que cela est facile en autant que:

- vous la remplaciez par une croyance que vous préférez;
- vous conserviez les avantages de la vieille croyance;
- votre nouvelle croyance s'accorde avec votre sens du soi.

Puis agissez en fonction de votre nouvelle croyance!

Sujets de réflexion

Dieu guérit, et le médecin envoie la note.

Mark Twain

Ce ne sont pas tant les choses que nous ignorons qui nous créent des ennuis que les faussetés auxquelles nous croyons.

Artemus Ward

Les médecins déversent à profusion des drogues qu'ils connaissent à peine, pour guérir des maladies qu'ils connaissent encore moins, sur des humains dont ils ne savent rien.

Voltaire

Chapitre 5

L'effet placebo

La médecine exploite l'énorme pouvoir des croyances sous une appellation différente. En effet, les médecins prescrivent des croyances sous forme de placebos. Un placebo est souvent défini étroitement comme une «substance inerte qui agit en raison du fait que le patient y croit, mais qui n'a aucun effet direct sur la condition pour laquelle elle est prescrite». Mais comme nous le verrons, il est difficile de séparer les effets directs des effets indirects, et un placebo peut prendre la forme d'une substance, d'un procédé ou de paroles. L'essentiel, c'est qu'il mobilise les croyances du patient et, par conséquent, son système immunitaire. Ce chapitre porte sur l'effet placebo: sur la manière dont les croyances, les espoirs et la confiance peuvent, sous diverses apparences, guérir la maladie et agir sur notre santé et notre système immunitaire.

Le médicament le plus testé

Quel médicament a été soumis au plus grand nombre de tests cliniques rigoureux? Le placebo. C'est aussi le médicament le plus utilisé dans l'histoire de la médecine. Si les placebos ont fait l'objet d'un aussi grand nombre de recherches, c'est que tous les médicaments sont soumis à une épreuve en double anonymat dont le but est d'évaluer leur puissance et leurs effets secondaires. Un groupe de patients reçoit soit le médicament testé soit une substance inerte, le placebo. Le terme «placebo» est souvent utilisé comme synonyme de «pilule de sucre». Les résultats sont surveillés. On parle de «double anonymat» parce que ni les chercheurs ni les patients ne savent qui reçoit le médicament et qui reçoit le placebo. Les patients doivent l'ignorer parce que leurs attentes pourraient influencer les résultats. Les chercheurs doivent l'ignorer aussi, car leurs propres croyances et prévisions peuvent influencer les patients, qui sont capables de recueillir des indices dans les inflexions de voix et le langage corporel. Les croyances sont contagieuses.

Le placebo est une ardoise sur laquelle nous écrivons nos croyances et nos espoirs, un chèque en blanc pour la santé. Il peut s'agir d'une pilule inerte, d'une opération, d'une drogue puissante qui n'a aucun effet direct sur la maladie qu'elle est censée guérir. L'effet placebo traduit d'une manière directe et parfois étonnante nos croyances envers notre traitement dans la réalité matérielle. Il met en lumière nos pouvoirs naturels de guérison à l'œuvre. Il contredit l'idée que la maladie affecte uniquement le corps.

La prochaine pénicilline?

Bien que les placebos soient efficaces dans un fort pourcentage de cas, la formation médicale et les manuels de médecine ne leur accordent qu'une attention mitigée. Les placebos sont traités comme une curiosité gênante à la périphérie de la médecine, mais, en fait, ils devraient occuper une position centrale, analogue à celle de la pénicilline. La pénicilline fut le premier antibiotique et l'une des drogues les plus utiles jamais découverte. Alors qu'ils tentaient de cultiver des bactéries, les chercheurs pestaient contre la moisissure de pénicilline qui se développait en même temps et contaminait leurs expériences. Ils étaient embêtés parce qu'elle tuait les cultures bactériennes. Lorsqu'ils renoncèrent à s'en débarrasser pour observer plutôt son action, ils réussirent à en extraire la drogue phénoménale qui allait révolutionner la pratique de la médecine. La moisissure était plus importante que les expériences qu'elle gâchait.

Le terme «placebo» vient du latin et signifie «je plairai». Il doit peut-être son origine à l'idée que le patient se rétablit pour plaire à son médecin ou que celui-ci lui donne un remède dans le seul but de lui plaire. Dans les deux cas, le traitement n'a aucune valeur «médicale». Incrustée dans cette définition est la croyance que l'on peut diviser les traitements en deux catégories: ceux qui ont une efficacité biologique et ceux qui n'en ont pas, et que la guérison résulte des traitements ayant des effets physiologiques prouvés sur la maladie du patient. Or c'est précisément cette croyance que les placebos viennent ébranler. Voici un traitement qui peut guérir toutes sortes de maladies dans un pourcentage élevé de cas et de façon parfois miraculeuse, et qui pourtant, si l'on se fie au modèle médical traditionnel, ne devrait avoir aucun effet. Que se passe-t-il au juste?

Le placebo

L'analgésique à l'efficacité la plus constante

De nombreuses épreuves en double anonymat ont été effectuées sur l'efficacité des placebos en tant qu'analgésiques. En moyenne, les placebos sont aussi efficaces que la morphine dans une proportion de cinquante-cinq pour cent. En d'autres termes, la réduction de la douleur obtenue grâce au placebo équivaut à cinquante-cinq pour cent du soulagement engendré par la morphine[1].

Dans une situation clinique typique, vingt-cinq pour cent des patients n'éprouveront aucun soulagement en prenant un médicament, même si c'est de la morphine. Environ quarante pour cent verront leur état amélioré par la morphine mais non par un placebo. Environ trente-cinq pour cent de tous les patients seront soulagés, qu'ils prennent un placebo ou de la morphine[2].

Les placebos sont, dans une proportion de cinquante-neuf pour cent, aussi efficaces pour soulager la dépression que les antidépresseurs tricycliques[3].

Une souris peut éloigner le médecin...

Le succès de la médecine repose sur l'effet placebo. L'histoire de la médecine regorge de traitements susceptibles de n'avoir aucun effet direct sur la maladie qu'ils étaient censés guérir, sauf pour l'empirer. Les Romains croyaient que pour vivre en santé, il fallait manger une souris vivante au début de chaque mois (sans doute en raison du fait que rien de pire ne risquait d'arriver pendant le reste du mois). En Europe, au dix-neuvième siècle, saignées et purgations étaient considérées comme essentielles. Lorsque ces méthodes furent mises en doute, les médecins se mirent à prescrire de fortes doses d'opiacés, d'alcool puis de cocaïne. Or ce sont là des placebos actifs, de puissantes drogues qui produisent des effets physiologiques profonds, mais non sur les maladies pour lesquelles on les prescrivait. Au moins, la pilule de sucre est inoffensive.

Certains traitements originaux du passé nous font rire: sang de chauve-souris, dents de crocodile moulues, cheveu provenant du crâne d'un défunt. Pourtant ils étaient efficaces. Quelquefois. Et non en raison de leurs propriétés médicinales. Qu'en est-il des ordonnances modernes? Les médecins prescrivent une vaste gamme de placebos actifs. Des antibiotiques pour un banal rhume même s'ils n'ont absolument aucune influence sur les infections virales. Les toniques et les sirops contre la toux n'ont aucun effet direct sur les maladies pour lesquelles on les prescrit. Les tranquillisants sont les placebos modernes le plus souvent prescrits. Ils le sont peut-être de façon excessive, car ils peuvent entraîner une dépendance. Ces médicaments sont les descendants directs des opiacés prescrits au dix-neuvième siècle. Une personne cynique en conclurait que l'on gaspille des fortunes pour ces produits beaucoup plus coûteux que les pilules de sucre.

Quelques mythes au sujet des placebos

- *Seuls les médicaments peuvent servir de placebos.*
  Faux. Tout ce qui mobilise les espoirs et les croyances d'une personne sur sa santé peut servir de placebo, y compris la chirurgie.

- *Les placebos agissent seulement sur les symptômes psychologiques.*
  Faux. Ils agissent sur un large éventail de maladies y compris l'arthrite, l'asthme, l'hémorragie et l'obésité. Ils ont un effet physiologique mesurable. Quand les placebos soulagent la douleur, les médecins en concluent parfois que celle-ci était imaginaire, mais la douleur imaginaire n'existe pas. Elle est bien réelle pour celui ou celle qui souffre.

- *Un placebo est une substance inerte.*
  Faux. Nos attentes à l'égard des médicaments actifs peuvent amplifier ou entraver leurs effets naturels.

- *On obtient un effet placebo en trompant les patients, car on prétend leur administrer un médicament efficace alors que ce n'est pas le cas.*
Faux. Tout traitement qui renforce les espoirs d'une personne et son sentiment d'avoir du pouvoir sur sa maladie peut produire un effet placebo.

- *L'effet placebo est très faible.*
Faux. Le placebo stimule la production d'endorphines. Or, ces analgésiques naturels sont cent fois plus puissants que la morphine. Les placebos peuvent aussi neutraliser l'effet d'un grand nombre de médicaments puissants.

- *L'effet placebo est toujours bénéfique.*
Faux. L'effet placebo dépend de nos attentes et de nos croyances. Si les patients sont persuadés qu'ils reçoivent un médicament ayant des effets secondaires déplaisants, il se peut qu'ils subissent ces effets avec un placebo. Par exemple, une étude portant sur le Méphénésine a démontré qu'un placebo produisait des effets secondaires presque identiques: insomnie, nausée et étourdissements[4].

- *Seule les personnes hystériques, naïves ou sensibles réagissent aux placebos.*
Faux. Il n'existe aucune preuve selon laquelle un type de personnalité réagit plus fortement qu'un autre aux placebos. Ceux-ci sont efficaces chez tous les types de personnalité.

- *Les placebos entraînent nécessairement une tromperie.*
Faux. Le placebo peut être efficace même lorsque le patient sait qu'il reçoit une pilule de sucre. Dans une étude réalisée à l'école de médecine Johns Hopkins, on administra des pilules de sucre pendant une semaine à quinze patients qui suivaient un traitement contre l'anxiété dans une clinique externe de psychiatrie. On leur avoua carrément qu'il s'agissait de pilules de sucre et qu'elles avaient soulagé bien des patients. Quatorze des quinze patients notèrent une réduction significative de leur anxiété. Neuf attribuèrent cette amélioration directement aux pilules. Six

étaient convaincus que les pilules contenaient un ingrédient actif. Trois souffrirent d'effets secondaires comme une vision embrouillée et la bouche sèche[5].

La chirurgie placebo

N'importe quelle forme de traitement peut entraîner un effet placebo. Dans les années cinquante, il était courant de traiter l'angine en effectuant une ligature autour de l'artère mammaire interne qui passe près du cœur. Les médecins prétendaient qu'en ligaturant ainsi cette artère, ils détournaient le sang vers le cœur et que cet accroissement du flot sanguin aidait à soulager la douleur causée par l'angine. On effectua une étude pour déterminer dans quelle mesure cette amélioration pouvait être attribuable à un effet placebo[6]. On déclara aux patients qu'ils participaient à une étude mais on leur cacha le fait que certains d'entre eux ne seraient pas opérés. On prépara un certain nombre d'enveloppes scellées contenant l'ordre soit de ligaturer l'artère soit de ne rien faire. Au beau milieu de l'opération, le chirurgien choisissait une enveloppe au hasard et suivait les instructions — un procédé à tout le moins bizarre. Dix-sept patients prirent part à l'étude. Cinq des huit patients ayant subi une ligature signalèrent une nette amélioration de leur état. Ainsi que cinq des neuf patients faussement opérés.

Un groupe de sceptiques répéta l'expérience. Ni les patients ni les médecins qui les traitaient ne savaient qui avait vraiment subi une ligature. On nota une nette amélioration chez dix des treize patients ligaturés ainsi que chez les cinq patients qui avaient subi une fausse opération[7]. L'opération fut officiellement mise en doute en tant que traitement de l'angine et abandonnée. Elle n'était pas sans danger et n'avait aucun effet sur la longévité des patients. (Aucune commission d'éthique ne cautionnerait une étude comme celle-là aujourd'hui.)

Au Danemark, quinze patients se firent opérer pour la maladie de Ménière, un trouble de l'oreille interne qui cause la surdité et des étourdissements. Quinze autres patients subirent une opération placebo. En suivant les patients des deux groupes pendant trois ans, les chercheurs constatèrent la disparition quasi totale des symptômes chez dix patients de chaque groupe[8].

Même dans les opérations tout ce qu'il y a de plus simples dont les avantages sont prouvés, un résultat positif ne dépend pas uniquement de l'habileté du chirurgien à manier le scalpel. Les patients qui, à la veille de leur opération, s'entretiennent avec leur anesthésiste qui les rassure et leur explique la procédure, ont souvent besoin d'une dose inférieure d'anesthésique le lendemain, réagissent mieux à l'opération, sont renvoyés plus rapidement et présentent moins de complications postopératoires. L'illustre chirurgien J. Finney, qui enseigna la chirurgie pendant des années à l'école Johns Hopkins, annonça publiquement son refus d'opérer tout patient qui avouerait avoir peur de ne pas survivre à l'opération[9].

Il a été prouvé, en outre, que les patients sous anesthésie peuvent entendre les commentaires du chirurgien à leur sujet. Sous hypnose, des patients se sont rappelés ces commentaires, qui, par la suite, ont été confirmés par les personnes présentes au moment de l'opération. Si ces propos sont négatifs et jettent un doute sur la guérison du patient, celui-ci a tendance à s'inquiéter[10]. Certains médecins ont proposé que l'on suspende dans la salle d'opération une pancarte disant: «Attention, le patient vous entend.»

Une médecine puissante

L'effet placebo est extrêmement puissant. Il peut inverser l'effet normal d'un médicament. Dans le cadre d'une étude, on administra à une femme souffrant de graves nausées du sirop d'ipéca, qui sert habituellement à provoquer la nausée[11]. Le sirop fit de l'effet parce que les médecins lui avaient dit qu'il s'agissait d'une nouvelle «drogue miracle très efficace» qui la soulagerait de ses nausées. La conviction de la patiente renversa l'action pharmacologique normale du médicament.

L'effet placebo n'est pas réservé aux maladies bénignes. Il peut être efficace dans le cas de maladies graves comme le cancer. Écoutez l'histoire de M. Wright telle que la raconte le Dr Philippe West, un des médecins s'occupant de son cas[12]. M. Wright souffrait d'un cancer avancé des ganglions lymphatiques, un lymphosarcome. Il était affligé d'énormes tumeurs de la taille d'une orange au cou, aux aisselles, aux aines et à l'abdomen. Sa mort approchait et les médecins n'avaient d'autre ressource que de soulager sa souffrance au moyen de médicaments. Ils avaient perdu tout espoir, au contraire de

M. Wright. En effet, celui-ci était persuadé que l'on découvrirait bientôt un nouveau médicament qui le guérirait de sa maladie. Lorsqu'il fut question de tester une nouvelle drogue appelée Krébiozène à la clinique même où se trouvait M. Wright, il supplia qu'on le laisse prendre part à l'essai. On exauça son souhait bien que, à strictement parler, seuls les patients dont le pronostic était d'au moins trois mois satisfaisaient aux conditions requises.

M. Wright reçut trois injections la première semaine. Après avoir été cloué au lit des semaines entières, il déambulait dans le pavillon en bavardant avec les infirmières deux jours après sa première injection. Les tumeurs rapetissèrent de moitié. Moins de dix jours plus tard, on le renvoya chez lui. Alors que deux semaines plus tôt, il respirait encore à l'aide d'un masque à oxygène, il pilotait aujourd'hui son avion privé à trois mille cinq cents mètres d'altitude. Le médicament n'avait amélioré l'état d'aucun autre patient. Les essais cliniques sur le Krébiozène se poursuivirent, mais les résultats obtenus étaient médiocres. Le médicament semblait inefficace.

Cette nouvelle déprima M. Wright qui, après deux mois de parfaite santé, connut une rechute. Ses tumeurs réapparurent et il se trouva de nouveau à l'article de la mort. Cependant, le médecin qui le soignait lui donna raison d'espérer en déclarant que si les essais cliniques étaient médiocres, c'était parce que le médicament original se détériorait rapidement, mais qu'on attendait pour le lendemain «un produit nouveau, ultrapeaufiné et deux fois plus puissant». Ce n'était pas vrai mais M. Wright reprit espoir et attendit avec une terrible impatience ce «nouveau produit». Avec une emphase théâtrale, le médecin lui administra la première injection de la «préparation nouvelle, de puissance double». En fait, il lui injecta de *l'eau.*

M. Wright se rétablit encore plus rapidement cette fois. Bientôt il put reprendre ses activités normales et piloter son avion, car il se portait comme un charme. Il continuait de recevoir des injections d'eau. Au bout de deux mois cependant, la vérité éclata au grand jour. On annonça dans les journaux que l'association médicale américaine, après avoir évalué les essais, en avait conclu que le produit n'avait aucune valeur pour le traitement du cancer. Quelques jours après la parution de ce rapport, M. Wright fut de nouveau hospitalisé. Ses tumeurs étaient réapparues et il mourut deux jours plus tard. Il s'agit peut-être là de la seule expérience jamais conduite avec un pur placebo sur un patient atteint de cancer.

Cette histoire est extraordinaire. Ce qui faisait une différence, ce n'était pas les faits objectifs à propos du médicament, mais ce que M. Wright croyait, en l'occurrence sa réalité subjective. La PNL s'intéresse énormément aux histoires comme celles-là. Comment était-ce possible? En autant qu'on le sache, le système immunitaire de M. Wright était normal, donc un système immunitaire normal avait tout bonnement accompli des miracles. Possédons-nous tous ce potentiel de nous guérir et si c'est le cas, comment le mobiliser?

De nombreux médecins conseillent d'administrer les nouveaux médicaments au plus grand nombre de patients possible pendant qu'ils ont encore le pouvoir de guérir. Ce point de vue n'est pas aussi cynique qu'il en a l'air. En effet, c'est au moment de sa mise en marché, lorsque l'enthousiasme est à son point culminant, qu'un nouveau médicament est le plus efficace. Cette efficacité décline au même rythme que la ferveur du public à son égard. Lorsque le médicament semble beaucoup moins efficace qu'on l'espérait, l'enthousiasme baisse encore plus. Ce n'est pas le médicament qui change, mais les croyances des patients et des médecins.

C'est ainsi qu'en 1957 on commercialisa la propoxyphène sous le nom de Davon. Le médicament fut largement prescrit en tant qu'analgésique sans danger et efficace. Mais les mélanges contenant de l'aspirine et d'autres analgésiques le supplantèrent bientôt, et à partir de 1970, l'étoile du Davon se mit à pâlir. Les héroïnomanes l'utilisèrent en injections intraveineuses et les médecins se demandèrent s'il était aussi efficace que les vieux médicaments. Peu après, le Davon fut retiré du marché. Les médecins avaient associé sa popularité déclinante à son inefficacité au lieu d'y voir un effet de la diminution de l'effet placebo.

Je ne plairai pas

L'effet placebo n'entraîne pas uniquement des guérisons. Il dépend de nos attentes, de nos espoirs et de nos peurs, et il semblerait que nous créons parfois ce qui nous effraie. Quand un placebo provoque des effets secondaires indésirables, on l'appelle «nocebo», ce qui signifie «je ne plairai pas».

Lors d'une étude réalisée à l'hôpital Queen Elizabeth de Birmingham, on prévint quatre cents patients que la chimiothérapie risquait de faire tomber leurs cheveux. Plus de cent patients, à qui on avait administré une pilule inerte au lieu de la chimiothérapie, perdirent quand même leurs cheveux.

L'effet nocebo se trouve fortement amplifié lorsque d'autres personnes confirment nos peurs. Nous pénétrons ici dans le domaine de la psychologie des foules. Il semble que la peur soit plus contagieuse que l'espoir.

On retrouve un exemple de l'effet placebo négatif sur les foules lors d'un match de football disputé à Monterey Park, en Californie, en 1987[13]. Quatre personnes tombèrent malades sans raison apparente. Le médecin de garde découvrit qu'elles avaient toutes consommé des boissons gazeuses provenant d'une machine distributrice située sous les gradins. Au cas où les machines auraient été contaminées d'une façon ou d'une autre, il semblait que la ligne de conduite la plus sûre consistât à prévenir la foule que les machines risquaient de provoquer un empoisonnement alimentaire.

Les autorités étaient animées des meilleures intentions mais si elles avaient pu prévoir la suite des événements, elles auraient réfléchi davantage. Partout dans les gradins les spectateurs se mirent à perdre connaissance et à vomir. De nombreux spectateurs s'enfuirent. Près de deux cents personnes tombèrent subitement malades au point qu'elles étaient incapables de bouger et qu'il fallut appeler les ambulances de cinq hôpitaux pour les transporter. Cent personnes furent hospitalisées.

Un examen des machines à boissons gazeuses démontra rapidement leur innocence. À l'annonce de cette nouvelle-là, les gens guérirent miraculeusement et les patients hospitalisés se sentirent mieux et furent renvoyés chez eux.

La foule avait amplifié l'effet, mais souvent la peur est aussi contagieuse que l'espoir. Si on craint de tomber malade, la peur et l'inconfortable conscience de soi qu'elle engendre peuvent créer une maladie de toutes pièces. Il y a quelques années, Joseph acheta des petits pains pour le déjeuner; il allait entamer son troisième quand sa femme lui montra qu'il était moisi. Jetant un coup d'œil à l'emballage, Joseph constata que la date de péremption était largement dépassée et que les petits pains n'auraient pas dû être vendus. Il en perdit aussitôt l'appétit et prit soudain conscience de son estomac. Ce qui était quelques instants plus tôt une sensation agréable de satiété devenait plus sinistre. Allait-il être malade? Peut-être devait-il se faire vomir? Quelles horreurs sans nom croissent sur du pain moisi? La peur n'est pas propice à la digestion, mais Joseph ne vomit pas. Il passa l'après-midi dans un état de vive inquiétude et ne se sentit rassuré que quarante-huit heures plus tard.

Le médecin fait partie du traitement

La confiance en son médecin joue un rôle essentiel dans l'effet placebo. Les pilules, les potions ou les opérations agissent comme des placebos, mais d'où tirent-elles leur autorité? Du médecin.

Un grand nombre d'entre nous consultent le médecin dans le seul but de lui parler et pour obtenir non pas nécessairement une ordonnance mais plutôt une dose de camaraderie. Le médecin est là pour aider le patient à se rétablir, parfois simplement en montrant qu'il se soucie de lui.

Nous réagissons à la totalité du traitement et pas uniquement aux médicaments. Nous réagissons à la manière dont le médecin s'exprime, aux messages qu'il nous transmet verbalement et physiquement. Si nous avons peur ou souffrons, nos sens sont exaltés. Nous analysons les paroles du médecin dans ses moindres nuances. Nous voulons lui faire confiance, nous avons besoin de lui faire confiance. Nous nous laissons influencer plus facilement. Un diagnostic de cancer, assené brutalement, peut ressembler à une sentence de mort, à une condamnation. Il produit le même effet qu'une malédiction.

Même dans les cas bénins, les propos du médecin influencent les attentes du patient et, par conséquent, ce qu'il pourra ressentir. Récemment, Joseph se trouvait chez le dentiste pour y subir une obturation sans anesthésie locale. Le dentiste lui dit: «Vous ne devriez ressentir aucune douleur. Dans le cas contraire, prévenez-moi et je m'arrêterai aussitôt.» Il se voulait rassurant. Joseph entendit clairement toute la phrase mais le mot «douleur» ressortit plus clairement que les autres. Du coup, il s'attendit à souffrir et se mit aux aguets afin de prévenir aussitôt le dentiste. Il aurait mieux valu que le médecin lui dise: «Vous pouvez être tout à fait à l'aise pendant que j'obture votre dent. Si ce n'était pas le cas, faites-moi signe et j'interromprai aussitôt le traitement.» L'expression «à l'aise» est celle qui ressort de ces deux phrases. Le même principe s'applique quand on dit: «Cela ne fera pas MAL.» Qui essaie-t-on de berner? Les médecins prescrivent des attentes autant qu'un traitement, et nous fournissons la réalité, notre réalité.

Une étude intéressante menée par le généraliste K. Thomas fut rapportée dans le *British Medical Journal* en 1987[14]. Le docteur Thomas divisa en deux groupes deux cents patients au sujet desquels il n'arrivait pas à formuler un diagnostic précis, car ils souffraient de symptômes vagues tels que maux de tête, toux et fatigue. Au premier groupe, il donna une consultation positive, un diagnostic ferme et l'assurance qu'ils guériraient bientôt. Aux patients du second groupe, il affirma qu'il ignorait au juste ce qui clochait chez eux puis il les invita à revenir le voir s'ils n'allaient pas mieux au bout de quelques jours. La moitié des patients de chaque groupe reçut une ordonnance.

Les deux semaines écoulées, soixante-quatre pour cent des patients du groupe ayant reçu une consultation positive annoncèrent une amélioration de leur état contre trente-neuf pour cent seulement des patients de l'autre groupe. L'ordonnance ne faisait pas une grande différence. Cinquante-trois pour cent des patients qui allaient mieux en avaient reçu une et cinquante pour cent de ceux qui n'en avaient pas reçu se sentaient mieux.

Cette étude fort intéressante met en évidence deux points. En premier lieu, une consultation positive a une influence significative sur la guérison du patient et, dans certains cas, est plus puissante que l'effet placebo d'un vrai médicament. Le médecin peut dire carrément à son patient qu'il lui donne un placebo inactif, une pilule de sucre, et l'effet placebo se produira quand même. Il semble que les patients accordent plus d'attention aux indices verbaux et corporels du médecin. Les médecins ont, bien sûr, assisté à d'extraordinaires guérisons provoquées par des pilules de sucre. Ils connaissent l'effet de celles-ci et y croient. C'est peut-être cette croyance que les patients perçoivent et qui confère au placebo son efficacité. Aucune tromperie n'est nécessaire assurément.

En second lieu, nous faisons confiance au traitement surtout parce que nous avons confiance en la personne qui l'administre. Les médecins jouissent d'un pouvoir et d'un prestige énormes dans la culture occidentale. Ils sont les héritiers d'une tradition de guérison qui remonte à l'âge de pierre. L'autre émotion que recèle toute consultation médicale est la peur. Le spectre de la mort hante toutes les salles de consultation. En fait, la plupart des médecins voient d'un œil soupçonneux les patients qui sont calmes et détendus, car cela est inhabituel. Quand nous consultons un médecin, nous entrevoyons pendant un court instant le mystère de la vie et de la mort. Le médecin possède un certain savoir, et savoir équivaut à pouvoir. Le médecin peut faire en sorte que notre corps redevienne notre ami.

Quand un médecin rédige une ordonnance, il mobilise ses connaissances et son pouvoir. Mais cette autorité ne suffit pas. Pour que son traitement soit vraiment efficace, le médecin doit établir un rapport avec son patient. Il y aura toujours des médecins qui s'entendent bien avec leurs patients, qui sont populaires et dont les patients semblent se rétablir plus rapidement et avec moins de complications. Cela est dû non seulement à ce que fait le médecin mais aussi à la personne qu'il est. En un sens, le médecin est un placebo. Bien des gens se sentent mieux du seul fait de l'avoir vu. Ils sont rassurés. Ils comprennent mieux leur maladie et s'attendent à guérir. Certains ne prennent même pas la peine de prendre le médicament prescrit. Un bon médecin est un médecin qui rassure, qui traite la personne autant que le symptôme. Si seul le corps devait être traité, l'effet placebo n'existerait pas. Les médecins qui traitent des patients doivent être capables d'établir un rapport avec eux. Ceux qui n'ont pas cette aptitude réussiraient mieux dans une branche de la médecine qui n'exige pas de contact avec les patients. Le rapport guérit.

Ian donne des formations en PNL à l'intention des médecins, et ceux-ci mentionnent souvent qu'ils ont le sentiment de donner le meilleur d'eux-mêmes avec les patients avec qui ils ont établi un rapport. Le rapport crée une alliance curative, augmente leur satisfaction professionnelle et les relie de nouveau avec la raison pour laquelle ils ont embrassé la médecine: l'amour des êtres humains.

Il est particulièrement important de rassurer les patients hospitalisés et de leur inspirer confiance, car ils se trouvent dans un environnement impersonnel, sont isolés de leurs amis et de leur famille, et inquiets. Certains médecins parlent de leur patient en sa présence comme s'il n'était pas là, le dépersonnalisant et le réduisant à ses symptômes physiologiques. Cela peut accentuer la détresse et la colère du patient, sentiments propres à aggraver son état.

Les submodalités des placebos

Les pilules doivent avoir l'air efficaces tout en produisant l'effet désiré sinon nous les bouderions. Que penseriez-vous de prendre une gélule mauve pour votre mal de tête?

Quel résultat attendriez-vous des médicaments ci-dessous?

- une petite pilule blanche
- une grosse pilule blanche
- une petite gélule mauve
- un comprimé noir
- une pilule rouge
- une pilule bleue

Laquelle, selon vous, serait le plus efficace, la pilule ou la gélule?

Les compagnies pharmaceutiques étudient tant les submodalités de leurs produits que leur composition chimique. De nombreuses études ont révélé que nous attendons certains effets précis selon la taille, la forme et la couleur des pilules[15].

Pendant deux ans, une société d'études de marché a analysé les réactions des consommateurs à des pilules de différentes formes, couleurs, tailles et dureté pour le compte d'une compagnie pharmaceutique suisse. Voici quelques généralisations tirées de cette recherche. Une pilule devrait ressembler à ce qu'elle fait. Les pilules bleues ont tendance à être perçues comme des sédatifs, les roses comme des stimulants. Les grosses pilules sont jugées plus efficaces que les petites et les pilules amères, plus puissantes que les sucrées. Les gélules sont considérées plus puissantes que les comprimés, quelle que soit leur taille. Une injection est généralement jugée plus efficace que les gélules et les comprimés. Les gélules jaunes ou orange sont réputées avoir un effet sur l'humeur, en tant que stimulants ou dépresseurs. Les couleurs «bizarres» telles que noir ou lavande, pourraient être hallucinogènes (la musique pop a associé à jamais le mauve à ce qui est psychédélique dans l'esprit des gens).

Les gélules ou les comprimés gris ou grenat sont souvent pris pour des sédatifs.

Même les marques commerciales semblent exercer une influence. Lors d'une étude portant sur le soulagement des maux de tête, quarante pour cent des sujets ayant reçu des placebos non marqués signalèrent une diminution de la douleur. Cinquante pour cent éprouvèrent un soulagement après avoir pris des placebos de marque connue, cinquante-six pour cent, après avoir absorbé de l'aspirine non marquée et soixante pour cent, de l'aspirine marquée[16]. Ainsi l'aspirine était légèrement plus efficace qu'un placebo pour soulager les maux de tête, mais l'efficacité de chaque produit était accentuée par une marque connue.

Le paradoxe des placebos

Les médecins éprouvent souvent un sentiment d'ambivalence à l'égard des placebos. Ils se ligotent eux-mêmes en croyant que la guérison résulte uniquement d'un médicament ou d'une chirurgie qui agit directement sur le corps. Comme ils savent qu'une pilule de sucre n'influe pas directement sur la maladie, ils peuvent difficilement la prescrire avec congruence. Par ailleurs, ils sont persuadés qu'un placebo peut avoir un effet curatif remarquable et inexpliqué, mais ils doivent, pour obtenir ce résultat, tromper le patient et le convaincre qu'ils lui donnent un médicament puissant.

Ce paradoxe n'est qu'apparent. L'effet placebo est un pouvoir de guérison qui est en nous tous. Le placebo nous fournit un prétexte pour mobiliser ce pouvoir. Tout traitement réussi doit reposer sur nos propres pouvoirs de guérison.

Sauf dans quelques cas, les médecins ont toujours le choix du traitement qu'ils prescrivent. Il existe de nombreux traitements, médicaux ou chirurgicaux, et nul, les placebos pas plus que les autres, n'est efficace dans tous les cas. Nos croyances peuvent amplifier, annuler ou renverser un traitement. L'important, c'est que le médecin soit congruent à propos du traitement prescrit. Si le médecin et le patient croient que le traitement a des chances d'être efficace, l'état du patient s'améliore dans environ soixante-dix pour cent des cas[17], même si le traitement est un placebo. La congruence guérit.

Quatre facteurs entrent en jeu dans le traitement le plus efficace:

- la congruence du médecin,
- la croyance congruente du patient,
- le rapport entre le médecin et le patient,
- l'effet physiologique direct du traitement.

Le dernier facteur n'est jamais suffisant en soi.

Conclusions

De quelle médecine avons-nous besoin pour guérir? La réponse diffère pour chacun. La médecine a toujours été pragmatique. Comme la PNL, elle utilise ce qui marche. Dans ce sens, ce sont des alliées. Le traitement médical n'est jamais exclusivement mental ou physique, il joue sur les deux tableaux à la fois et parfois davantage sur l'un que sur l'autre. Les placebos agissent dans le terrain neutre médical où la physiologie et les croyances œuvrent de concert, et il est difficile de déterminer à quel moment précis le traitement externe s'arrête pour céder la place au pouvoir du corps-esprit-âme de se guérir lui-même. Nous réagissons à la signification autant qu'à la forme du traitement.

Vous possédez un immense pouvoir de guérison et vous en ignorez le fonctionnement; ce pouvoir ne s'explique pas non plus logiquement du point de vue médical. Mais votre congruence et votre foi en le traitement et le médecin qui vous l'administre comptent tout autant que le traitement comme tel; votre attitude peut renforcer ou gêner celui-ci considérablement. Si vous croyez que la guérison est un processus long et difficile, et que vous ne recouvrerez jamais tout à fait la santé, ce sont les instructions que vous vous donnez à vous-même. Faites-vous des suggestions positives. Adressez-en aussi aux autres. Soyez congruent à propos du traitement que vous acceptez. Faites-vous confiance. Guérir est naturel.

Sujets de réflexion

Placebo: Terme général désignant toute préparation pharmaceutique qui, quelle que soit sa forme, est exclusivement constituée de produits dépourvus de toute action pharmacodynamique. On se sert de placebos en expérimentation pour supprimer les facteurs psychologiques, lesquels faussent la valeur réelle d'un médicament.

Dictionnaire encyclopédique Quillet

La fréquence d'utilisation des placebos variait de façon inversement proportionnelle à l'intelligence combinée du médecin et de son patient.

R. Platt, «Two essays on the practice of medicine»
Lancet (1947), pp. 305-7

Le médecin qui n'exerce pas une influence bénéfique sur ses patients devrait se faire pathologiste ou anesthésiste. Si un patient ne se sent pas mieux après vous avoir consulté, vous vous êtes trompé de profession.

J. Blau, «Clinician and placebo»,
Lancet 1 (1985), p. 344

Pourquoi administrer un placebo serait-il une tromperie si une grande partie de la thérapeutique moderne ne vaut pas mieux qu'un placebo? La naïveté d'un médecin bienveillant est-elle préférable au scepticisme de celui qui prescrit un médicament inerte (et cela est-il plus moral) quand tous deux obtiennent le même résultat?

«Dois-je plaire?», éditorial,
Lancet 2 (1983), pp. 1465-6

On devrait traiter le plus grand nombre de patients possible avec un nouveau médicament tant qu'il a encore le pouvoir de guérir.

Sir William Osler

Trente-cinq à quarante-cinq pour cent de toutes les substances prescrites n'exercent aucun effet sur le problème pour lequel elles sont prescrites.

S. Bok, «The ethics of giving placebos»
Scientific American 3231 (5) (1974)

Trois ou quatre des médicaments les plus couramment prescrits ne traitent aucune maladie précise.

Hospital Practice 11 (4) (1976)

Chapitre 6

Le système immunitaire — notre identité physiologique

Comment le corps se guérit-il lui-même? Comment nos espoirs et nos croyances accomplissent-ils leur magie médicale? Comment les états comme la solitude, l'hostilité et la dépression détruisent-ils notre santé? Comment les états positifs comme l'amour et la compassion peuvent-ils exercer un effet curatif? La médecine cherche des explications. Comment cela fonctionne-t-il au juste?

Le corps et l'esprit forment un seul système. Nous en faisons l'expérience constamment. Nous nous en rendons compte chaque jour quand le simple fait d'imaginer le goût d'un aliment savoureux nous fait saliver. Nous le constatons également quand nous imaginons une catastrophe et ressentons les papillons familiers au creux de l'estomac. Nous en faisons l'expérience de façon puissante quand notre corps réagit à un fantasme sexuel. Et nous le confirmons quand penser à ceux que nous aimons accélère les battements de notre cœur et nous remplit du sentiment d'aimer et d'être aimés. La pensée devient sensation en quelque sorte. La pensée mène à l'action — peu importe qu'elle soit fondée sur la réalité ou non. Chacun de nous a sans doute une fois dans sa vie été paralysé par l'effroi — à la suite d'un rêve.

Une toile arachnéenne

Nos pensées ont des effets physiques directs sur tous nos principaux organes à travers trois systèmes:

- le système nerveux autonome;

- le système endocrinien;
- le système immunitaire.

Le système nerveux autonome étend sa toile arachnéenne dans tout notre corps. Il se ramifie en deux branches dont l'une nous stimule et l'autre nous détend. Le système sympathique nous excite et nous prépare à affronter un défi ou un danger. Les terminaisons nerveuses sécrètent des neurotransmetteurs qui agissent sur les glandes surrénales; celles-ci produisent alors de puissantes hormones telles la noradrénaline et l'adrénaline, dont la fonction est d'accroître la fréquence cardiaque et le rythme respiratoire, et d'influencer la digestion grâce à la sécrétion d'acides dans l'estomac. L'anxiété qui naît au creux de l'estomac est une courtoisie du système nerveux parasympathique.

Si le système nerveux sympathique est le commutateur qui met le contact, le système parasympathique est celui qui le coupe. Les terminaisons nerveuses du système parasympathique sécrètent d'autres neurotransmetteurs qui ralentissent notre pouls et notre respiration, et entraînent des réactions comme le confort, la détente et enfin le sommeil. Quand nous nous asseyons, écoutons de la musique ou nous perdons dans d'agréables rêveries, c'est le système parasympathique qui nous détend physiquement.

Proche allié du système nerveux autonome, le système endocrinien se compose d'un certain nombre d'organes qui sécrètent des hormones destinées à réguler notre croissance, notre degré d'activité et notre sexualité. Le système endocrinien convertit nos pensées en sensations corporelles et en actions. Il produit en outre des hormones comme les endorphines et les enképhalines qui semblent moduler nos réactions au stress et à la douleur, et influencer notre humeur et notre appétit ainsi que certains processus d'apprentissage et de mémorisation. La glande pituitaire, qui se trouve à la base du cerveau, est le centre de régulation du système endocrinien tout entier. Nos surrénales, situées au-dessus des reins, sécrètent des hormones appelées corticostéroïdes qui, pour une grande part, agissent comme le système sympathique et préparent notre corps à l'action.

Le système immunitaire est le troisième système principal à agir sur tout notre corps. Sa fonction consiste à nous garder en santé en nous protégeant des antigènes extérieurs comme les bactéries et les virus, et intérieurs comme les cellules tumorales.

Le système nerveux autonome (y compris le cerveau), et les systèmes endocrinien et immunitaire sont étroitement liés. On peut les comparer à trois ruisseaux de couleurs différentes qui se déversent dans une même rivière plutôt qu'à trois cours d'eau distincts. La rivière représente le courant de notre vie avec ses fluctuations, et s'il nous arrive à l'occasion d'entrevoir la couleur pure de chaque système, dans l'ensemble ils sont inséparables.

Les trois systèmes échangent des informations grâce aux neurotransmetteurs, qui sont formés de protéines appelées neuropeptides. Ceux-ci peuvent remplir leur fonction parce qu'ils possèdent la structure chimique nécessaire pour s'adapter au récepteur d'une autre cellule, qui peut être fort éloignée de l'endroit où ils sont produits. Leurs effets sont précis. On a identifié plus de soixante neuropeptides différents mais on ignore leur nombre total.

Le système limbique, la partie du cerveau qui s'occupe de nos émotions, est le coordonnateur des récepteurs neuropeptidiques[1]. Les systèmes nerveux, immunitaire et endocrinien fabriquent et reçoivent tous des neuropeptides, et à tout moment, il peut y avoir un grand nombre de neuropeptides flottant dans le corps qui attendent de se fixer à des récepteurs précis. Le lien entre les neuropeptides et leurs récepteurs est la biochimie des émotions.

Les cellules immunitaires possèdent des récepteurs pour tous les neuropeptides et elles peuvent produire les mêmes hormones neuropeptidiques que l'on croyait jadis trouver uniquement dans le cerveau[2]. Le système immunitaire écoute vos émotions grâce à ses récepteurs neuropeptidiques; il envoie des signaux au cerveau à travers ses neurotransmetteurs, et le cerveau agit sur le système immunitaire de la même façon. Le cerveau surveille activement les réactions immunitaires et y réagit.

Il existe un lien encore plus direct et étonnant entre le système immunitaire et le cerveau. Certaines cellules immunitaires pénètrent dans le cerveau et se transforment en cellules gliales, sortes de cellules conjonctives. Les cellules immunitaires peuvent aussi produire une hormone appelée adrénocorticotrophine (ACTH) qui stimule la glande surrénale[3].

Les systèmes nerveux, endocrinien et immunitaire œuvrent de concert, traduisant nos pensées en réactions physiologiques. Les actions des systèmes nerveux autonome et endocrinien sont souvent évidentes et immédiates. Par exemple, si vous pensez à la personne que vous aimez, votre cœur bat plus vite. Comme cette réaction est immédiate, il est facile de faire un lien entre la pensée et la réaction. Ce lien n'est pas aussi évident pour ce qui est du système immunitaire. Nous n'obtenons pas immédiatement d'information en retour sur l'effet de nos images et de nos états affectifs sur le système immunitaire, pourtant cet effet doit bien exister puisque les systèmes nerveux et immunitaire transmettent leurs messages de la même façon au moyen des mêmes neuropeptides. Le système immunitaire est doté de mécanismes qui lui permettent d'influer sur nos pensées et nos émotions et d'être influencé par elles.

Il semblerait que notre esprit et notre intelligence ne soient pas confinés à la masse de matière blanc grisâtre de un kilo et quelque qui se trouve entre nos deux oreilles, mais qu'ils habitent l'ensemble de notre corps.

Une expérience fascinante décrite dans l'*International Journal of Neuroscience*[4] met en évidence la possibilité d'influencer le système immunitaire grâce à l'imagerie mentale. On a enseigné à un groupe d'étudiants l'auto-hypnose et la visualisation et on leur a expliqué les fonctions particulières de certaines cellules immunitaires. Puis chaque étudiant devait créer sa propre imagerie dans le but d'accroître l'adhérence de ces cellules. Cette partie de l'expérience était très bien conçue. Si les chercheurs avaient imposé aux sujets des images normalisées, ils auraient simplement démontré l'efficacité de ce format particulier pour influencer les cellules immunitaires. Chacun utilise la visualisation à sa façon.

Au bout de deux semaines, on a prélevé des échantillons de salive et de sang afin d'analyser les fonctions cellulaires du système immunitaire et de les comparer aux fonctions enregistrées avant l'expérience. Le seul changement statistiquement significatif résidait dans l'aptitude des cellules à se fixer sur des corps étrangers.

Définir son sens du soi

Le système immunitaire est très complexe même si l'on peut résumer très simplement son travail: il préserve notre identité sur le plan physiologique. À notre avis, il vaut la peine de s'intéresser un peu à son fonctionnement afin d'apprécier sa beauté et la précision avec laquelle il nous protège toute notre vie, et afin également de se fabriquer des images mentales claires avec lesquelles on pourra travailler pour rester en santé. La connaissance ouvre la porte à la reconnaissance, à la compréhension et au pouvoir d'influencer.

Le système immunitaire est un territoire compliqué et en grande partie méconnu malgré la quantité de recherches effectuées au cours des dernières années. À l'instar du cerveau, il se révèle aussi complexe que notre vanité l'espérait et que notre intellect le craignait. On le représente habituellement comme une machine à tuer ou une armée qui «repousse» les germes, «combat» les infections et «mobilise» ses ressources. Cette métaphore est utile jusqu'à un certain point. Il est vrai que le système immunitaire tue les germes «envahisseurs», mais il est beaucoup plus qu'une armée privée qui sillonne le système sanguin à l'affût des problèmes. Il travaille en reconnaissant ce qui est nous et ce qui ne l'est pas. Il se débarrasse de tout ce qu'il reconnaît comme ne faisant pas partie de nous, comme les tumeurs, les bactéries, les virus et les transfusions du mauvais groupe sanguin. Il fait au niveau physiologique ce que nous faisons au niveau psychologique depuis l'enfance: il établit des limites entre soi et les autres. Le fait que la santé physiologique dépende surtout d'un sens du soi clair est très éloquent.

On définit le système immunitaire en fonction de ce qu'il fait. Il n'est pas clairement séparé du reste du corps, mais considéré comme faisant partie du corps tout entier.

Le système immunitaire comme tel est surtout formé de leucocytes, des cellules spécialisées qui sont transportées dans le sang («leuco» signifie blanc et «cyte», cellule). Un adulte en santé possède environ un billion de globules blancs, soit sept mille globules blancs par millimètre cube de sang. Ces cellules remplissent un certain nombre de fonctions variées. Certaines ordonnent à d'autres cellules d'attaquer les bactéries et les virus. D'autres désignent les bactéries et virus qui doivent être détruits, et d'autres encore interrompent les combats et transportent les déchets.

Le système immunitaire a recours à deux moyens de défense: le premier est l'«immunité cellulaire», en vertu de laquelle des cellules spécialisées reconnaissent ce qui ne fait pas partie du corps et s'en débarrassent directement. Le second est l'«immunité humorale». Diverses cellules spécialisées fabriquent des anticorps, de grandes molécules dont la fonction consiste à détruire des antigènes spécifiques telles les bactéries.

Le système déséquilibré

Le système immunitaire sait normalement ce qu'il doit attaquer et ce qu'il doit laisser tranquille. Par exemple, il ne s'attaque pas aux nombreuses bactéries qui vivent dans nos intestins et nous aident à digérer les aliments. Mais que se passe-t-il quand il se dérègle?

Lorsque le système immunitaire ne réagit pas assez énergiquement aux antigènes extérieurs comme les bactéries et les virus, nous tombons malades. Toutefois, il arrive que l'infection soit si massive que notre système immunitaire réagit normalement mais ne parvient pas à prendre le dessus.

Si, par contre, le système immunitaire réagit trop énergiquement à un antigène extérieur, cela provoque une allergie. Il réagit à outrance à une substance qui n'est pas dangereuse. Un peu comme une personne très sensible ou très agressive qui réagit toujours de façon excessive à des commentaires inoffensifs. La réaction immunitaire est alors plus nocive que l'antigène extérieur.

Quand le système immunitaire ne réagit pas assez énergiquement à un antigène interne, cela peut donner lieu à un cancer. Nos cellules se divisent des milliers de fois chaque jour de notre vie, et il est probable que des cellules anormales et potentiellement cancéreuses voient constamment le jour. Lorsque le système immunitaire est affaibli, ces cellules cancéreuses peuvent échapper à la détection et se multiplier de manière incontrôlable.

Le système immunitaire peut aussi attaquer une partie de nous-mêmes par erreur, ce qui entraîne une condition auto-immune telle que la polyarthrite rhumatoïde. Dans ce cas, le système immunitaire semble attaquer le tissu sain du cartilage des articulations, provoquant de la fatigue, une raideur musculaire et une enflure des articulations qui sont alors difficiles à bouger sans douleur.

Le septième sens

Nous possédons cinq sens et d'aucuns disent que l'intuition est notre sixième sens. Le système immunitaire fait partie de notre septième sens, notre sens du soi.

Le système immunitaire possède un grand nombre des caractéristiques d'un organe sensoriel. De même que l'œil perçoit la lumière et l'oreille, le son, le système immunitaire perçoit le soi. L'œil est sensible à la lumière. Les signaux perçus par la rétine à l'arrière de l'œil sont transmis au cerveau qui décode l'information et projette l'image dans le monde extérieur. Le système immunitaire perçoit le soi et transmet cette information au cerveau à travers les neurotransmetteurs, et il en résulte la santé. Notre perception du soi est essentielle à notre survie. Nous pouvons fermer les yeux consciemment et bloquer notre vision, mais nous ne pouvons délibérément mettre notre système immunitaire hors d'action. En termes propres à la PNL:

Le système immunitaire est le système de représentation du soi. Un système vigoureux peut être l'équivalent physiologique d'un solide sens du soi.

Tout ce qui est susceptible d'améliorer votre sens du soi tonifie aussi votre système immunitaire. De même, tout ce qui affaiblit votre sens du soi peut affaiblir votre système immunitaire. La PNL nous aide à construire un solide sens du soi, en l'occurrence à devenir plus conscients de nous-mêmes en prêtant attention à notre propre expérience et en nous y intéressant sans la juger. Lorsque vous vous synchronisez avec vous-même, vous êtes moins divisé, plus détendu et intuitif, plus congruent et harmonieux. En étant conscient de vos états affectifs et en établissant des ancres de ressource, vous rompez les liens de cause à effet. De la sorte, vous n'êtes plus victime des événements; vous multipliez vos choix et maîtrisez mieux vos expériences. Vous pouvez choisir vos réactions au lieu de réagir comme un diable à ressort.

Quand on parle de perception ou de sens du soi, il ne s'agit pas de soi par opposition à autrui. Nous sommes déterminés par nos relations, et nos relations sociales contribuent à définir notre sens du soi. Par conséquent, tout ce qui renforce notre soutien social fortifie notre santé et vice versa. La dépression, le deuil[5], les liens sociaux insuffisants et la solitude, tous ces facteurs, en affaiblissant notre sens du soi, sont susceptibles de conduire à la maladie. Les gens qui perdent des amis proches ou un conjoint ont souvent l'impression d'avoir perdu une partie d'eux-mêmes. En fait, ils ont perdu une partie de leur sens du soi.

Le lien corps-esprit et le système immunitaire

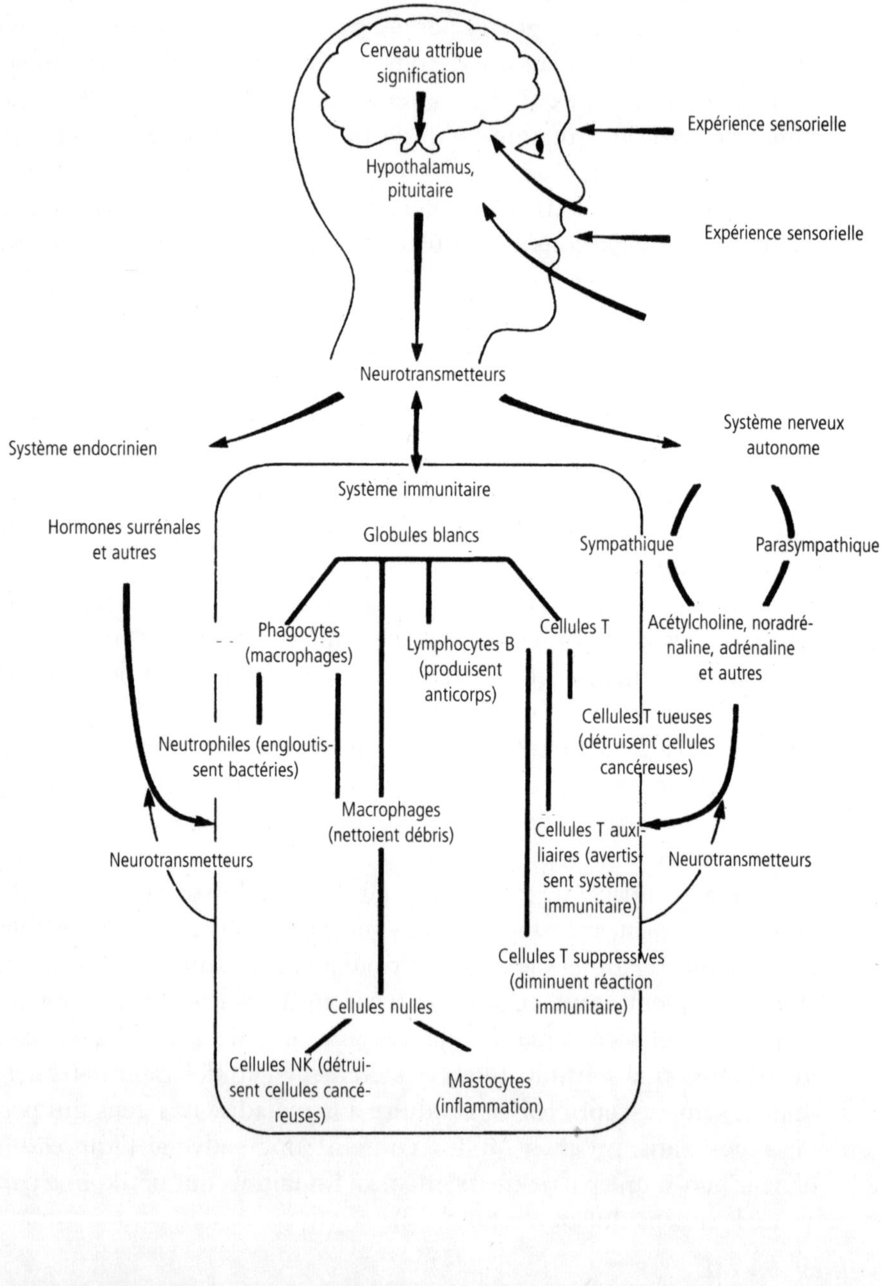

Il est ironique que la maladie vous force à prendre du temps juste pour vous-même, mais pas de la façon que vous souhaitez. La maladie n'est donc pas tant un signe de faiblesse qu'une invitation à se rééquilibrer. Nous ne sommes jamais parfaits; la vie est un équilibre entre ce que nous sommes et ce que nous sommes en train de devenir.

Si le système immunitaire est le système de représentation de votre soi, vous pouvez le tonifier en devenant plus sensible à votre corps grâce à vos sens. Nos sensations corporelles sont la musique du soi physique. Il ne s'agit pas d'être obsédé par votre corps ni de sombrer dans l'hypocondrie. Il s'agit plutôt d'être attentif à votre corps et d'écouter ses signaux. À certains moments, ceux-ci vous diront «Ralentis, tu travailles trop». La maladie est le dernier stade, qui indique que nous n'avons pas écouté les messages plus subtils de notre corps. Le corps dit alors: «Très bien, voyons si tu feindras d'ignorer CECI!»

Vous pouvez commencer dès maintenant à cultiver votre conscience du corps. Comment êtes-vous assis? Quelles parties de votre corps ne sont pas à l'aise et doivent être déplacées? Ayant déterminé votre état de base, vous êtes déjà plus conscient de votre corps. Il est ironique que nous passions beaucoup de temps à cultiver certains sens tout en négligeant notre sens du soi qui exerce pourtant une grande influence sur notre santé.

Les allergies — phobies du système immunitaire

Une allergie est plutôt comme une phobie du système immunitaire. La personne qui a la phobie des araignées, par exemple, aura une réaction violente et irraisonnée à la vue ou même à la pensée d'une araignée. La pensée logique ne lui est d'aucune utilité ici. Elle sait que l'araignée ne constitue pas une menace et pourtant, l'idée d'y toucher lui est intolérable. Nous souffrons d'allergie quand notre système immunitaire réagit de la sorte — aux chats, à la poussière ou au pollen, par exemple. Ces objets ne constituent pas une menace; c'est le système immunitaire qui se trompe. Les écoulements des yeux et du nez, les éternuements dans certains cas, la difficulté à respirer ou les éruptions cutanées sont des symptômes typiques d'une allergie. Comme les phobies, les allergies apparaissent souvent dans l'enfance au moment d'une vilaine expérience avec l'allergène, et la réaction suit la personne toute sa vie.

L'asthme est l'une des allergies les plus dangereuses. Dans ce cas, le corps réagit en contractant les bronches, provoquant des difficultés respiratoires. Le déclencheur peut être bénin, mais la réaction peut être très grave et mettre la vie de la personne en danger. La médecine ne comprend pas très bien le phénomène de l'asthme. Il peut être causé par un grand nombre d'allergènes différents et le stress émotif joue aussi un rôle dans le déclenchement des crises. L'intensité et la fréquence de celles-ci varient, et certaines personnes ont la chance de pouvoir les laisser derrière elles dans l'enfance.

Au Danemark, Jorgen et Hanne Lund étudièrent pendant un an les aspects psychologiques de l'asthme et l'influence de la PNL[6]. Deux groupes de patients participèrent à cette étude: un groupe d'intervention, comprenant trente sujets qui furent soumis à des séances de PNL, et un groupe témoin composé de treize patients. On enseigna aux deux groupes comment surveiller leurs fonctions respiratoires et régler leur médication, ce qui leur donna un sentiment de maîtrise, et on les aida à prendre conscience de leurs croyances limitatives et de leur effet sur leur santé.

Au début de la recherche, tous les patients n'étaient pas convaincus de la valeur de la thérapie. Certains rejetaient d'emblée son principe de base tandis que d'autres se concentraient sur les interventions médicales. Les membres des deux groupes devinrent plus conscients de leur façon de percevoir le stress environnemental et d'y réagir. Ils se mirent à considérer leurs symptômes comme un signal de stress, renforçant ainsi leur sentiment de maîtrise.

Au bout d'un an, les membres des deux groupes accusaient une fonction pulmonaire plus stable, l'amélioration la plus importante étant survenue chez les membres du groupe d'intervention. La capacité pulmonaire des adultes asthmatiques tend à décroître de 50 ml par année, déclin qui fut observé chez les sujets du groupe témoin. Les membres du groupe d'intervention, par contre, avaient *accru* leur capacité pulmonaire de quatre fois cette quantité, soit de 200 ml. En outre, le nombre d'admissions à l'hôpital et de graves crises d'asthme se trouva fortement réduit au sein de ce groupe.

Les allergies sont souvent déclenchées par des ancres. Lors d'une expérience, un médecin emmena à l'hôpital un groupe d'enfants qui souffraient d'asthme chaque fois qu'ils respiraient de l'air contenant de la poussière de maison. Les chercheurs prirent de la poussière dans la maison de chacun des enfants et la dispersèrent dans l'air des chambres d'hôpital. Dix-neuf des vingt enfants n'eurent aucune réaction.

Par contre, un allergène n'a pas besoin d'être présent physiquement; en effet, la réaction allergique peut être provoquée par la seule pensée. Ce qui donne lieu d'espérer. Si nous pouvons influencer le système immunitaire en un sens pour qu'il provoque une réaction allergique en l'absence de l'allergène, il doit être possible de l'influencer dans l'autre sens, pour qu'il guérisse l'allergie.

La PNL et la guérison des allergies

La PNL a élaboré un procédé destiné à traiter les allergies. Ce procédé est le plus efficace lorsque la personne est allergique à une substance précise et facilement identifiable. Robert Dilts, Tim Hallbom et Suzi Smith sont les créateurs de ce procédé[7].

Mais d'abord une mise en garde. Les allergies peuvent être fort dangereuses et même fatales. Ces méthodes ne visent pas à remplacer le traitement médical mais à le compléter. En cas de doute, abstenez-vous.

Le traitement des allergies par la PNL ré-ancre le système immunitaire en brisant le lien entre le stimulus (l'allergène) et la réaction (allergie). Nous décrirons le procédé comme si vous aidiez une autre personne.

La première étape consiste à établir un rapport. Reconnaissez l'expérience de la personne. Vous vous associez avec elle dans l'intention de modifier sa réaction allergique.

Commencez par établir une ancre de confort et de sécurité. Demandez à la personne de penser à une situation agréable dans laquelle elle était très détendue. Aidez-la à trouver un état qui n'est pas lié à la réaction allergique. Lorsque vous voyez dans son visage et dans sa respiration qu'elle est détendue, touchez légèrement son bras à un endroit précis. Vous créez ainsi une ancre tactile pour cet état. Dites-lui que, chaque fois qu'elle sentira ce contact, elle pensera à revenir à cet état de détente et assurez-la qu'elle peut le faire n'importe quand pendant la procédure.

Maintenant rompez son état en distrayant son attention. Puis touchez-la au même endroit sur le bras et voyez si elle revient à son état agréable et détendu. Vérifiez en lui posant la question. Répétez le procédé jusqu'à ce que votre toucher la plonge immanquablement dans cet état de détente. Vous avez ancré l'état de détente à votre toucher et vous êtes assuré que, si la personne éprouve un malaise pendant la procédure, vous pouvez la ramener à un état agréable et neutre. Il s'agit d'une ancre «de secours».

Ensuite, vous voulez que la personne subisse la réaction allergique *juste un petit peu,* afin de voir à quoi elle ressemble. Demandez-lui ce qui se passe quand elle se trouve en présence de l'allergène. Observez les changements dans sa respiration, la couleur de sa peau et surtout l'humidité de ses yeux. Ce sont là les signes avant-coureurs d'une réaction allergique. En PNL, on appelle cela «calibrer» la réaction: vous calibrez l'état allergique en l'observant attentivement afin de pouvoir le reconnaître une autre fois.

Lorsque vous avez pu observer la réaction, changez l'état de la personne. Racontez une blague, distrayez-la et invitez-la à bouger.

La prochaine étape consiste à expliquer à la personne l'erreur que commet le système immunitaire. Dites-lui que l'allergène n'est pas dangereux, que son système immunitaire joue bien son rôle de protection, mais qu'il réagit au mauvais stimulus. Il peut continuer de la protéger et n'a pas besoin de réagir aussi violemment à cette substance particulière. Il a appris à réagir ainsi dans le passé et il apprendra maintenant une réaction nouvelle et plus adéquate. Quand vous parlez de l'allergène, dites «cette substance» plutôt que «l'allergène». Parce que vous lui donnez un nouveau nom, la personne le verra sous un nouveau jour. Faites-lui part des recherches médicales qui ont été conduites sur le système immunitaire, expliquez-lui la complexité de celui-ci, son merveilleux fonctionnement et sa capacité d'apprendre. Donnez-lui des exemples, si possible, de personnes qui se sont guéries de leurs allergies.

L'étape suivante peut prendre un peu de temps. Quel avantage secondaire la personne retire-t-elle de son allergie? Les allergies présentent des avantages. Elles peuvent déterminer ce que la personne mange, qui sont ses amis et où elle ira en vacances. Elles peuvent l'aider à éviter certaines situations sociales. Elles peuvent servir à manipuler les autres ou à obtenir leur attention. Une allergie à la fumée de cigarette peut être une manière d'empêcher les autres de fumer sans avoir à s'affirmer. La personne allergique peut organiser sa vie autour de son traitement médical. Une fois débarrassée de l'allergie, elle devra peut-être réorganiser sa vie, prendre des décisions, modifier son régime alimentaire et trouver d'autres façons d'obtenir de l'attention. À moins de faire face à ces questions, la personne risque de continuer à souffrir d'allergies.

Terminez par une question comme: «Si vous pouviez régler ces problèmes (régime alimentaire, situations sociales, etc.) à votre satisfaction et enrichir votre vie, seriez-vous prête à renoncer à cette allergie?» Soyez attentif à tout signe de doute présent dans son intonation et ne poursuivez que si la personne vous donne un «oui» congruent.

Ensuite, trouvez une substance qui vous servira à reprogrammer son système immunitaire. Demandez à la personne de trouver une substance fort semblable à l'allergène, mais qui ne provoque pas de réaction allergique. Par exemple, la personne peut être allergique aux piqûres d'abeille mais non aux piqûres de fourmi, ou au pollen des graminées mais non à celui des plantes. Demandez à la personne de s'associer entièrement au souvenir d'un moment où elle était contact avec la substance inoffensive. Surveillez sa respiration, ses yeux et la couleur de sa peau afin de détecter tout signe de réaction allergique. En cas de réaction, trouvez une autre substance.

Lorsque vous aurez trouvé un bon exemple et que la personne s'associe entièrement au souvenir d'un moment où elle était en contact avec la substance, ancrez celle-ci en touchant la personne à un endroit précis du bras autre que celui de l'ancre de secours. Vous établissez ainsi une «ancre de ressource».

Maintenant vous allez apprendre au système immunitaire à réagir à l'allergène de la même façon qu'il réagit à la substance inoffensive. L'allergène est une ancre qui déclenche la réaction allergique et vous la remplacez par une nouvelle ancre qui provoquera une réaction neutre. Pendant que vous faites ceci, vous devez protéger la personne de la réaction allergique. Aussi, invitez-la à se dissocier en se voyant derrière une vitre ou un écran de plastique transparent. Cet écran doit être tout à fait étanche à l'air et assez épais pour empêcher l'allergène de passer au travers. Utilisez l'ancre de ressource en lui touchant le bras et invitez-la à se voir de l'autre côté de l'écran dans une situation où elle pourrait entrer en contact avec l'allergène.

Demandez-lui d'introduire graduellement l'allergène derrière l'écran. Vous voulez qu'elle se voie derrière un écran où elle est tout à fait à l'aise malgré la présence de l'allergène. Maintenez l'ancre de ressource. Observez attentivement la personne et interrompez le processus au moindre signe de réaction allergique.

Lorsqu'elle peut se voir en présence de l'allergène sans subir de réaction allergique, vous avez presque terminé. Tout en maintenant l'ancre, ré-associez lentement la personne. Demandez-lui de faire fondre l'écran jusqu'à ce qu'il disparaisse. Puis invitez-la à ramener dans son propre corps cette image d'elle-même à l'aise en présence de l'allergène derrière l'écran, afin qu'ils reviennent tous deux ensemble dans le moment présent.

Enfin, faites un test. Retirez l'ancre de ressource et demandez-lui de s'imaginer en présence de l'allergène. Guettez le moindre signe de l'ancienne réaction allergique. Normalement, cette réaction a disparu ou est fortement diminuée.

Demandez ensuite à la personne d'imaginer qu'elle entre en contact avec l'allergène dans le futur. Il s'agit là de l'épreuve finale, connue sous le nom de «pont vers le futur» en PNL. Vous préparez mentalement la personne à avoir la nouvelle réaction dans une situation future imaginaire. Observez attentivement la personne pour détecter tout signe de la vieille réaction allergique.

Mieux encore, faites un test sur place si cela est possible et pertinent, et que la personne exprime son accord de façon congruente. Prenez garde si l'ancienne réaction allergique était très grave. La sécurité doit être votre principale considération.

Nous avons tous deux employé cette technique avec succès. Un de nos collègues l'a utilisée sur lui-même et s'est guéri de multiples allergies qui l'empêchaient autrefois de poursuivre ses activités pendant plusieurs jours d'affilée.

Voici un résumé de la technique:

1. *Établissez une ancre de secours.*
   Il s'agit d'un souvenir agréable auquel la personne peut revenir si la procédure s'avère trop pénible. Ancrez ce souvenir en lui touchant le bras. Rompez son état.

2. *Calibrez les symptômes allergiques.*
Demandez à la personne de s'imaginer brièvement en présence de l'allergène. Calibrez les signes d'allergie (larmoiements, modification de la couleur de la peau et du rythme respiratoire), afin de pouvoir tous deux les reconnaître s'ils réapparaissent. Changez d'état.

3. *Expliquez l'erreur commise par le système immunitaire.*
Expliquez la logique de la technique et précisez que celle-ci est fondée sur des recherches médicales.

4. *Examinez les conséquences dans un contexte plus général.*
En quoi la vie de la personne changerait-elle si cette allergie disparaissait? Quels sont ses avantages secondaires? Trouvez une façon de conserver ces avantages sans souffrir de l'allergie. Vous devrez peut-être explorer de nouvelles façons de faire face aux situations stressantes.

5. *Trouvez une ressource.*
Celle-ci doit être aussi semblable à l'allergène que possible, mais sans provoquer de réaction allergique. Demandez à la personne d'imaginer qu'elle est en contact avec cette substance dans un souvenir associé. Il ne devrait y avoir aucun signe de réaction allergique. Créez une ancre de ressource pour cet état en touchant la personne au bras et maintenez cette ancre jusqu'à la fin de la procédure.

6. *Demandez à la personne de se dissocier.*
La meilleure façon de le faire consiste à l'inviter à se voir derrière un écran transparent.

7. *Demandez à la personne de s'imaginer en présence de l'allergène.*
La personne se voit de l'autre côté de l'écran en train de réagir normalement à l'allergène.

8. *Ramenez la personne à elle-même.*
La personne fait disparaître l'écran et revient au moment présent.

9. *Test et pont vers le futur*
   Demandez-lui d'imaginer qu'elle est en contact avec l'allergène à un moment quelconque de l'avenir et surveillez tout signe de réaction allergique. Si c'est possible et pertinent, faites un test avec la substance qui provoquait la réaction allergique autrefois. Attention!

Voici un excellent exemple de l'application de la PNL aux problèmes de santé. La PNL est très pragmatique. Il est essentiel que vous établissiez un rapport avec la personne que vous traitez. Vous commencez par déterminer son état actuel, puis l'état désiré. Vous vérifiez ensuite les conséquences du changement. L'étape suivante consiste à trouver une ressource pour l'aider à passer de l'état actuel à l'état désiré. Enfin, vous effectuez un test et un pont vers le futur. La technique est réussie lorsque la personne atteint son objectif. En pratique, vous lui avez appris à influencer son système immunitaire grâce au pouvoir de ses pensées, et ce sont vos paroles qui ont agi sur ses pensées. Les mots sont puissants puisqu'ils déterminent notre façon de penser à notre santé. Nous expliquerons comment ils font cela dans le prochain chapitre.

Sujets de réflexion

Il importe davantage de savoir quelle sorte de patient est malade que de quelle maladie il souffre.

Sir William Osler

Dieu n'a vraisemblablement pas placé un récepteur d'opiacé dans notre cerveau pour que nous finissions par découvrir comment devenir euphoriques grâce à l'opium.

Candace Pert

Certains patients, même s'ils savent que leur état est grave, recouvrent la santé du simple fait qu'ils sont touchés par la bonté du médecin.

Hippocrate

La relation entre médecin et patient relève d'une intimité singulière. Elle présuppose que le médecin non seulement connaît son semblable mais éprouve aussi de la sympathie pour lui. Cet aspect de la pratique de la médecine est considéré comme son art. Pourtant je me demande si on ne devrait pas, plus correctement, l'appeler son essence.

Warfield Longhope
The Bulletin of the Johns Hopkins Hospital 50 (4) (1932)

Chapitre 7

Les métaphores de la santé

Pour communiquer nos pensées et nous faire comprendre, nous établissons des comparaisons, racontons des histoires et partageons nos expériences. La PNL emploie le mot «métaphore» pour désigner ces comparaisons, analogies et histoires. Le mot «métaphore» vient du grec et signifie littéralement «transposer». Les métaphores ne sont ni vraies ni fausses; ce sont des façons de penser, souvent utiles, parfois restrictives.

Une métaphore est beaucoup plus significative qu'une simple description. Elle ressemble à une icône informatique qui s'anime aussitôt que vous cliquez dessus et vous donne une foule d'informations, non seulement en raison de ce qu'elle est, mais aussi de ce qu'elle rend possible et des limites qu'elle crée. Ou encore pensez aux métaphores comme à des hologrammes: quand vous choisissez une expression pour énoncer la métaphore, le reste de la métaphore est sous-entendu, présent mais tacite, tel un iceberg sous la surface de l'eau.

On peut élargir la signification des mots pour créer des métaphores. Le mot «malade» vient du latin *male habitus,* expression signifiant «qui se trouve en mauvais état». «Guérir» vient de *guarir* qui signifie «protéger». Un «malaise» est un signe de mal-aise. Le mot «cure», pour signifier un traitement médical particulier, a la même racine que le mot «soin».

La médecine vue comme une guerre

Plongeons maintenant dans la bagarre des métaphores sur la santé. La métaphore médicale la plus courante est la guerre. On décrit surtout la santé comme la capacité à se défendre contre les attaques constantes de l'extérieur. Nous utilisons le vocabulaire de la guerre si naturellement que nous n'y pensons même plus. Cette métaphore est puissante et répandue. Dans ses termes les plus austères, vous êtes constamment assiégé par des «envahisseurs étrangers»: les germes sont «à votre porte», essayant de s'«infiltrer» et de vous rendre malade. Il faut exercer une vigilance constante. Les toniques et les vitamines peuvent «renforcer les défenses du corps». Guérir signifie «combattre» la maladie, «lutter» contre le mal. Vous pouvez souffrir d'une «attaque» soudaine ou subir l'«assaut chronique» de la maladie.

Regardez la publicité sur le bataillon de médicaments contenus dans l'arsenal médical. Certains «tuent» la douleur, d'autres sont des «projectiles magiques». Un grand nombre «combattent» la douleur. Une fois la guerre terminée, la corps répare les «ravages» de la maladie.

Qu'en est-il de notre système immunitaire? Il représente sans doute notre armée toute personnelle de gardiens de sécurité dont le rôle est de combattre l'infection. Cette armée «patrouille» notre corps à l'affût des intrus. Elle les attaque, les tue puis emporte les débris. Être en santé signifie manifester une vigilance constante à l'endroit des germes peu scrupuleux — un corps assiégé. La «lutte contre les maladies cardiaques» et la «bataille contre le cancer» sont menées grâce à un énorme budget de la défense qui sert à inventer des machines et des médicaments de plus en plus complexes afin de vaincre l'ennemi et ce, malgré les recherches qui démontrent que nous jouons nous-mêmes un rôle dans la création de ces troubles. Nous avons un pied dans le camp ennemi.

On ne peut remporter la bataille quand on se bat dans les deux camps à la fois.

La métaphore médicale dominante: la santé est une lutte armée

1. Nous sommes distincts de notre environnement.
2. Nous sommes assiégés par des forces extérieures sur lesquelles nous n'avons aucun pouvoir.
3. Notre corps subit un siège continu.
4. Conserver la santé est une bataille.
5. Nous remportons des batailles en tuant les germes.
6. Le corps est drôlement compliqué et seuls les experts militaires (les médecins) le connaissent.
7. Le système immunitaire est une machine à tuer.
8. Par progrès de la médecine, on entend de meilleures armes et des médicaments plus puissants pour combattre la maladie.
9. Si nous remportons des batailles, nous finissons toujours par perdre la guerre, parce que nous mourons.

Les métaphores ne sont ni vraies ni fausses mais elles entraînent des conséquences. Quelles conséquences subissons-nous en agissant comme si la métaphore de la guerre était vraie? Comment celle-ci influence-t-elle notre façon de penser? Tout d'abord, elle attire notre attention sur la maladie plutôt que sur la santé. Si vous êtes assiégé, vous regardez naturellement vers l'extérieur pour voir venir l'attaque ennemie. Donc nous portons notre regard au-dehors plutôt qu'au-dedans.

Elle nous encourage à chercher nos réponses auprès des professionnels de la santé comme si c'était eux qui régissaient notre pouvoir personnel de guérison. Nous risquons ainsi de nous dissocier de notre santé. La chirurgie est la forme la plus extrême de dissociation par rapport à certaines parties du corps dont on se sépare littéralement. La métaphore de la guerre nous incite à trop compter sur la médecine pour réparer les dommages à coup de médicaments ou de chirurgies, et nous négligeons ce que bien des combattants considèrent comme l'aptitude la plus importante dans une guerre: ne pas engager la bataille sauf en cas d'absolue nécessité.

Comment utiliser autrement la métaphore du combat? Que se passerait-il si nous réagissions à la maladie comme s'il s'agissait d'une offre publique d'achat présentée par une société hostile? Que comploteriez-vous pour faire échouer ses plans? Il y a peut-être de meilleurs moyens que de tuer son directeur général et de bombarder son siège social.

On pourrait aussi penser en termes d'arts martiaux. Que penseriez-vous de conserver élégamment la santé en utilisant la force de votre ennemi pour l'écraser? Que diriez-vous de devenir une ceinture noire de la santé?

Que disent tous les grands généraux à propos de la victoire? Connais ton ennemi. *L'Art de la guerre* est le plus vieux traité militaire connu. Sun Tzu y écrit:

> Si tu connais l'armée et te connais toi-même, tu ne dois pas craindre l'issue de cent batailles. Si tu te connais toi-même mais non ton ennemi, tu subiras une défaite pour chaque victoire remportée. Si tu ne connais ni ton ennemi ni toi-même, tu succomberas à chaque bataille.

Donc, tout en conservant la métaphore de la guerre, vous pouvez prendre votre santé en main. Informez-vous le plus possible sur votre maladie en lisant, en posant des questions, en étant attentif à votre corps. Cessez de jouer au caporal et comportez-vous en général: c'est votre armée que vous devez rassembler.

La maladie peut nous enseigner beaucoup. Trop souvent, nous essayons de l'asservir avec des médicaments sans la comprendre ni comprendre notre réaction face à elle. Cela n'est pas exempt de conséquences, comme dans la vraie vie: l'ennemi revient en force et les médicaments risquent d'endommager votre propre territoire, en l'occurrence votre corps.

La santé, un équilibre — être malade n'est pas malsain

Même si vous pouvez utiliser la métaphore de la guerre pour prendre votre santé en main, nous croyons qu'elle est désuète. Notre connaissance de nous-mêmes et de notre santé la rend surannée. Nous savons que les apparences sont trompeuses et que notre corps n'est pas séparé du reste du monde. Il y a un échange constant d'air et de nourriture entre les deux. D'atomes aussi: en effet, à la fin de cette année, quatre-vingt-dix-huit pour cent des atomes de votre corps auront été renouvelés. La couche externe de la peau se renouvelle une fois par mois. Notre estomac se refait une doublure tous les dix jours et notre foie se renouvelle tous les deux mois. Il existe, dans notre corps, une intelligence au travail qui le renouvelle constamment et le garde en vie. Si vous vous asseyez au bord d'une rivière, vous remarquez qu'elle a une forme et une substance même si vous ne voyez jamais les mêmes molécules d'eau deux fois; il en va de même pour notre corps. Nous ne pouvons plus croire que la maladie vient uniquement de l'extérieur. Nous savons que notre mode de vie, nos habitudes alimentaires et nos modèles de pensée favorisent l'apparition des tueurs actuels comme le cancer et les maladies cardiaques. Nous ne pouvons nous défendre complètement contre le monde, car nous en faisons partie.

La santé vue comme un équilibre est une métaphore utile et nous l'avons utilisée dans les chapitres précédents. Quel est l'impact de cette métaphore? Nous vivons en équilibre avec les micro-organismes de l'environnement, et l'infection est un signe que cet équilibre est perturbé. La maladie nous indique que nous sommes déséquilibrés et que nous devons tourner notre attention vers nous-mêmes. Être malade n'est pas nécessairement malsain. La maladie peut être une occasion de se rééquilibrer, tout comme la fièvre est un signe de santé, qui pousse notre système immunitaire à nous guérir plus rapidement. Bien des gens somatisent ce qui leur arrive et tombent malades à un point tournant de leur vie. Leur confusion mentale se traduit directement en maladie physique. Cela aussi peut constituer un signe de santé. Leur vieille façon d'être était déséquilibrée et les symptômes de la maladie peuvent faire partie de la transition.

La santé vue comme un équilibre

1. Nous faisons partie du monde extérieur.
2. La santé est un équilibre entre notre façon d'être et notre environnement.
3. La maladie est un signe de déséquilibre.
4. Être malade peut être sain: cela peut nous rééquilibrer.
5. C'est nous qui connaissons le mieux notre corps parce que nous le percevons de l'intérieur.
6. Le corps est en constante relation avec des microorganismes. Certains sont bénéfiques, la plupart sont inoffensifs et certains peuvent causer des symptômes précis chez les hôtes réceptifs.
7. Nous demeurons en santé en prenant soin de nous-mêmes et en étant attentifs aux signaux de notre corps.
8. Nous avons du pouvoir sur nos pensées, sur nos émotions et sur notre environnement.
9. Le système immunitaire est notre soi physiologique. Il sait ce qui est nous et ce qui ne l'est pas. Il se débarrasse des antigènes pour nous garder entiers.
10. Guérir est un processus physique naturel. Si nous souffrons d'un déséquilibre trop prononcé, il se peut que nous ayons besoin d'une aide extérieure pour guérir.
11. Nous sommes toujours en santé jusqu'à un certain point de même que nous sommes toujours équilibrés en quelque sorte.

Votre métaphore de la santé

Des métaphores différentes engendrent différentes façons de penser. Notre but n'est pas de vous convaincre qu'il existe une «bonne» métaphore, mais de vous encourager à en trouver une qui soit efficace pour vous. Vous pouvez décider quelles métaphores vous appliquez dans votre vie. Elles peuvent être aussi simples ou complexes que vous le désirez.

Commencez par prendre conscience de celles qui gouvernent votre vie. Quelle métaphore utilisez-vous pour parler de la santé?

Pour le savoir, complétez les phrases ci-dessous:

La santé est comme...

Parce que...

Votre perception de la santé a un effet sur ce que la maladie signifie pour vous et votre réaction face à elle. Maintenant, complétez les phrases ci-dessous:

La maladie est comme...

Parce que...

Que vous apprennent ces métaphores?

Que permettent-elles?

Qu'empêchent-elles?

Quels autres éléments doivent être vrais pour corroborer vos métaphores?

Qu'ont-elles en commun?

Prenez simplement conscience de vos métaphores. N'essayez pas de les changer tout de suite.

Quand vous les aurez explorées, vous voudrez peut-être les remplacer par d'autres ou les enrichir.

Prenez un moment pour réfléchir.

À quoi voulez-vous que votre santé ressemble?

Je veux que ma santé ressemble à...

Parce que...

Quelle portée aurait cette nouvelle métaphore?

Que changeriez-vous dans votre comportement si elle devenait réelle pour vous?

Vous pouvez aussi modifier votre métaphore de la maladie:

Je préférerais que la maladie ressemble à...

Parce que...

Il se peut que vous ne trouviez pas tout de suite une métaphore qui vous satisfasse. Si vous éprouvez des difficultés, écrivez la première idée qui vous passe par la tête. Par exemple:

La santé est comme... un rire tonitruant.

Parce que... c'est une sensation agréable.

Maintenant, à quoi ressemble un rire tonitruant?

Un rire tonitruant est comme... une bouffée d'air frais.

Parce que... il me réveille.

Vous pouvez enchaîner une métaphore avec l'autre jusqu'à ce que vous en trouviez une qui vous plaise. Il est intéressant de comparer sa nouvelle métaphore à l'ancienne. Supposons que celle-ci associait la santé à un combat et que la nouvelle la compare au fait de se désaltérer à une source d'eau claire. Quel est le lien entre les deux? Quel est leur point commun? Supposons que vous inventiez une histoire qui commencerait par un combat pour aboutir à une source d'eau claire. Comment se déroulerait-elle? Comment une bataille peut-elle se transformer en action de s'abreuver à une source d'eau claire? Cette histoire peut être aussi fantastique que vous le souhaitez et vous donner des indices sur votre santé. Elle illustre votre cheminement depuis un état actuel vers un état désiré de santé. Les métaphores ne sont pas rationnelles, mais vous verrez qu'elles obéissent à une logique qui leur est propre.

Des métaphores incarnées

Quelle métaphore utilisez-vous pour votre corps? Complétez les phrases ci-dessous:

Mon corps est comme...

Parce que...

Contentez-vous de remarquer sa nature et sa portée. Vous pouvez toujours la modifier si vous le voulez.

Quelle est la portée de cette métaphore?
Votre métaphore diffère-t-elle selon que vous êtes malade ou en santé?
Quelle place y occupent les médecins?
Vous paraît-elle juste?
Y en a-t-il une autre que vous préféreriez?

Je veux que mon corps soit comme...

Parce que...

Si votre corps était ainsi, en quoi votre perception des médecins et du traitement médical changerait-elle?

Supposez que votre première métaphore compare votre corps à un temple alors que vous préféreriez le voir comme un ruisseau d'or. Comment un temple peut-il se changer en ruisseau d'or? Ici encore l'histoire qui vous conduira de l'un à l'autre mettra en lumière les ressources que vous devrez modifier en langage à la fois direct et poétique.

Les voitures et la plomberie

Quelles métaphores utilise la médecine actuellement pour désigner le corps? La plupart le comparent à une machine, donc à un objet inerte. Elles présentent le corps comme un ensemble de parties plutôt que comme un tout organique. Les traitements médicaux sont influencés par la métaphore dominante. L'image de la plomberie est populaire: le corps est vu comme une vaste usine de traitement, une série de tuyaux transportant de l'air ou des liquides. Que fait-on quand la plomberie est défectueuse? On appelle un plombier qui la réparera en remplaçant des bouts de tuyau ou en rinçant le système et en le nettoyant à fond. Il bouchera certains tuyaux et en attachera d'autres ensemble. Cette métaphore, pour aussi limitée qu'elle soit, peut être utile. Elle explique bien le pontage coronarien. Lorsque l'artère qui amène le sang au myocarde est bloquée, elle doit être contournée ou remplacée par des veines prélevées dans les mollets. L'opération peut être bénéfique mais elle n'a aucun effet sur la longévité de certains patients.

Parfois, on compare le corps à une voiture. «Pensez à votre corps comme à une supervoiture, lit-on dans un livre. Si vous évitez les excès de vitesse pendant de trop longues périodes, l'alimentez avec le bon carburant, la faites examiner régulièrement et la lavez à l'occasion, vous préviendrez les problèmes de transmission avant qu'ils n'atteignent un paroxysme.» Bien sûr, vous pouvez aussi prendre des vacances pour «recharger votre batterie».

Comment entretient-on la plomberie? Comment prend-on soin d'une voiture? Nous avons passé l'époque où l'on comparait les chirurgiens à des bouchers, mais que pensez-vous de les comparer à des mécaniciens ou à des plombiers? Des médecins menuisiers? Réparateurs de télévision? Chasseurs? Stratèges militaires?

Le langage des organes

Nos mots traduisent nos pensées et nos pensées agissent sur notre corps, sur notre système immunitaire et sur notre santé. Que nous révèle notre vocabulaire de l'influence de nos pensées sur notre corps?

Nos mots dépeignent nos états intérieurs et reflètent avec précision notre perception de notre corps. Or nous nous exprimons non seulement avec des mots mais aussi avec notre corps lui-même. Les mots et le langage corporel sont deux façons de dire la même chose. Notre corps finit par extérioriser nos états intérieurs habituels dans ses rides d'expression ou dans son sillon sourcilier. On dit d'un visage qu'il est «marqué par le temps».

Il existe tout un groupe de métaphores sur le corps appelées «langage des organes» parce qu'elles utilisent des parties du corps. Ne dit-on pas «se faire de la bile» ou «en avoir plein le dos»? Ces expressions sont éloquentes. Certaines personnes expriment leur inquiétude en fabriquant de la vraie bile. Les mots peuvent être prophétiques: ils reflètent notre pensée et celle-ci agit sur le corps. Ce sont comme des malédictions auto-infligées.

Nous avons été frappés de constater que les gens répètent sans arrêt certaines phrases clés. Il ne s'agit pas d'éviter ces phrases à tout prix pour éviter qu'elles se concrétisent. Ce sont les métaphores nocives, chroniques, que l'on répète inlassablement, qui peuvent faire du tort. Les mots érodent le corps comme les vagues, une falaise. La première chose à faire est de prendre conscience du langage des organes afin de vous assurer que votre corps ne reflète pas les mots à sa façon.

Voici quelques métaphores typiques se rapportant au corps:

Je suis rongé par l'inquiétude.
Cette situation me rend fou.
Tu me tapes sur les nerfs.
Tu me rends malade.
Elle est minée par le ressentiment.
Ce travail me tue.
Ces gosses me cassent les pieds.
J'ai le cœur gros.
Elle avait la gorge serrée.
Cette nouvelle me fend le cœur.
Cette affaire est un vrai casse-tête.
Il n'a pas de cœur au ventre.
Cela m'est resté sur l'estomac.
J'en ai eu les jambes coupées.

Ils me tordent le bras pour que j'accepte.
Elle est dure à avaler, celle-là.
J'étouffe dans cette atmosphère.
Cela me brise le cœur.
Ils l'ont saigné à blanc.
C'est un travail éreintant.
Cesse de te ronger les sangs.
Cela me tourne les sangs.
Vide-toi le cœur.
La moutarde m'est montée au nez.
Ce type-là n'a rien dans le ventre.

Le diagnostic — il tue ou guérit

Un diagnostic révèle aussi le pouvoir des mots. Il ressemble à une incantation magique, car il nomme l'inconnu et clarifie une partie du mystère. Il constitue la première étape du traitement. Lorsque les médecins établissent un diagnostic, ils disent oui, nous connaissons ce problème, nous l'avons déjà rencontré, vous n'êtes pas le seul dans votre cas. Les mots peuvent agir comme un placebo.

Un diagnostic peut aussi être une malédiction. Pour bien des gens, le mot «cancer» sonne comme une sentence de mort. Ces six lettres sont explosives. Certaines personnes associent un diagnostic de cancer ou de sida à la mort, elles perdent tout espoir et cessent de se battre. Ce diagnostic peut constituer le placebo négatif suprême.

Bernard Lown, professeur de cardiologie à Harvard, accompagnait un jour son chef dans sa tournée médicale. Il raconte la très émouvante histoire qui suit. Son supérieur examina une femme d'âge moyen qui souffrait d'insuffisance cardiaque globale. Se tournant vers ses élèves, le médecin déclara: «Nous avons ici une ST», puis il passa à un autre patient. La femme fut aussitôt plongée dans une affliction profonde. Elle avoua à Lown que, dans son esprit, ST signifiait «situation terminale», véritable condamnation de mort. Lown tenta de la rassurer en lui disant que cela signifiait «sténose tricuspide», soit un rétrécissement de la valvule tricuspide. Le même jour, la patiente souffrit d'une grave congestion pulmonaire et mourut d'une défaillance cardiaque[1].

Le diagnostic est la solution du médecin au casse-tête que forment les symptômes du patient; or le médecin accorde parfois plus d'importance au casse-tête qu'au patient lui-même. Le diagnostic peut devenir un insigne d'identité dans les hôpitaux où les médecins désignent les patients par leurs symptômes plutôt que par leur nom: «l'appendicectomie du lit numéro 10». Cette habitude est déplorable et elle dépersonnalise le patient à un moment où il a besoin de toute la force de son identité individuelle. Si vous souffrez d'un problème médical, ne laissez pas le diagnostic se substituer à votre identité. Par exemple, la personne atteinte d'hypertension artérielle se voit soudain comme un «hypertendu» et laisse cet état gouverner les moindres aspects de sa vie. Cela arrive aussi aux personnes qui souffrent de diabète. Le diabète entraîne des restrictions et des difficultés, mais il y a une grande différence entre dire «Je souffre du diabète» et «Je suis diabétique».

Un diagnostic peut créer une nouvelle maladie et légitimer un traitement médical. En 1976, un éditorial de la revue *Lancet* posait la question suivante: «Le chagrin est-il une maladie?» L'auteur poursuivait en demandant que les tranquillisants soient prescrits avec une plus grande libéralité aux personnes en deuil[2]!

La nominomanie

Une étiquette médicale, surtout si elle se compose d'un nom latin compliqué, confère au problème un air respectable qu'il ne mérite peut-être pas. Le diagnostic le plus impressionnant peut être une simple description abrégée du problème dans une langue morte.

La médecine va même jusqu'à créer des maladies. Par exemple, au dix-neuvième siècle, on croyait que les esclaves du sud des États-Unis étaient atteints de ce que l'on appelait alors la «dromomanie». Le principal symptôme de cette «maladie» était un désir irrésistible de s'évader, manifestement inexplicable aux yeux des autorités médicales de l'époque et donc, attribuable à un processus pathologique. (*Dromos* en latin signifie course.) D'autres «symptômes» poussaient les esclaves à négliger leurs tâches et à briser leurs outils. L'usage d'étiquettes psychiatriques pour détenir et «traiter» les dissidents de l'ex-Union Soviétique constitue un exemple plus récent de l'utilisation du pouvoir politique sous le couvert de la médecine. Les médecins souffrent peut-être de «nominomanie», soit le désir irrépressible d'assigner une étiquette à la moindre affection.

Le vocabulaire médical est un jargon qui a souvent pour effet de jeter dans la perplexité les non-initiés. Chaque groupe a son propre jargon, dont le but est de simplifier des processus complexes. (La PNL n'échappe pas à cette règle.) Mais si le jargon médical dissocie le patient de son propre corps et l'embrouille au lieu de l'éclairer, les médecins devraient s'abstenir de l'utiliser. Nombreux sont ceux — et c'est tout à leur honneur — qui excellent à expliquer la nature d'une maladie en termes faciles à comprendre. Les pédiatres sont ceux qui ont le plus besoin de cette aptitude.

De quelle maladie s'agit-il?

Traduisez les impressionnants troubles médicaux ci-dessous en français.
Si vous découvrez que vous souffrez de l'un d'eux, cela est tout à fait normal.

thanatophobie
aptamose
cynophobie
aïlourophobie
ergophobie
phobophobie
luculianisme
bacchisme
hédonisme
iatrophobie
dysponèse
hypergélontrophie

Réponses

thanatophobie: peur excessive de la mort

aptamose: absence d'éternuements ou incapacité d'éternuer (on dut guérir un malheureux de ce problème en lui administrant des électrochocs[3]) *cynophobie:* peur des chiens

aïlourophobie: peur des chats

ergophobie: peur de l'effort (à l'état épidémique les lundis matin)

phobophobie: peur d'avoir peur (une spirale interminable...)

luculianisme: inclination à bien manger

bacchisme: inclination à bien boire (à l'état épidémique le samedi soir)

hédonisme: défini dans un livre paru récemment[4] comme un «trouble du comportement qui se manifeste par une envie incontrôlable de satisfaire ses besoins personnels et d'obtenir un agréable sentiment de satisfaction». À notre avis, toute personne en santé a besoin de ce trouble chronique qui sans nul doute englobe le luculianisme et le bacchisme.

iatrophobie: peur des médecins (que cette liste a peut-être suscitée en vous)

dysponèse: ne pas se sentir mal mais ne pas se sentir bien non plus (le syndrome «j'endure-et-je-me-tais»)

hypergélontrophie: sens excessif de l'humour (pas encore une maladie, mais prenez garde!)

La poursuite de la santé

Notre manière de parler de la santé contribue à nous en dissocier. Prise comme une métaphore, l'expression «poursuite de la santé» suggère que la santé est une proie qu'il faut chasser parce qu'elle est en fuite, main dans la main, peut-être, avec le bonheur. Qu'est-ce que cela laisse supposer? Que la santé est hors de notre portée, que nous en sommes dissociés. En effet, on peut seulement poursuivre une chose que l'on n'a pas ou que l'on ignore posséder. On peut passer du temps à rechercher la santé en suivant un régime alimentaire et un programme d'exercice et ne pas se rendre compte à quel point on est déjà en santé et on se sent bien en ce moment même.

On dit qu'on «a» une maladie: un rhume, une pression sanguine élevée ou de l'arthrite, par exemple, mais la maladie n'est pas vraiment une chose, c'est un processus. Utiliser un substantif pour la décrire n'est qu'une simple abréviation pratique. Ne confondez pas le nom avec l'activité. On ne peut pas posséder une maladie, c'est quelque chose que l'on fait. De nombreux symptômes propres aux maladies courantes comme le nez qui coule, la gorge irritée et la fièvre, aussi déplaisants soient-ils, constituent la réaction de votre corps à un antigène et ils reflètent ses efforts pour vous guérir.

Faites l'expérience suivante. Pensez à une maladie ou à un trouble dont vous avez souffert dans le passé ou dont vous souffrez en ce moment. Prenons le rhume comme exemple, bien que n'importe quelle maladie fasse l'affaire. Revoyez-vous au moment où vous aviez ce rhume. Regardez quelle image vous vient à l'esprit et tous les sons et sensations qui l'accompagnent. La plupart des gens voient une image fixe qui ne change pas. Maintenant, dites-vous: «Je suis en train de me guérir de ce rhume» et voyez comme votre image s'anime soudain. Vous êtes en train d'agir. Le fait de voir la maladie comme une chose vous assigne un rôle passif. Maintenant, rompez cet état et reléguez au passé la pensée d'un rhume.

Les malaises et les maladies sont quelques-uns des rares substantifs pour lesquels il n'existe pas de verbe. Nous disons «J'ai un rhume» et non «Je rhume». S'il vous paraît étrange de «verbifier» une maladie, cela n'en est pas moins plus exact.

L'hypertension artérielle est un bon exemple. Elle résulte d'un jeu complexe de forces présentes dans le corps d'une personne et non d'une caractéristique qu'elle possède, comme les yeux bleus. Nous savons comment élever notre pression sanguine sur commande: il suffit de penser à une expérience pénible ou excitante. Lorsque le médecin prend votre pression sanguine, le stress ainsi créé élève celle-ci au-dessus de la normale. En termes médicaux, l'hypertension sans cause décelable est appelée «hypertension essentielle». Mais est-elle vraiment essentielle ou même nécessaire?

Des recherches fascinantes ont été effectuées sur l'hypertension artérielle et la façon dont elle est modifiée par le simple acte de parole. En effet, parler pendant trente secondes peut élever la pression sanguine de cinquante pour cent. Il n'est pas nécessaire que la conversation soit stressante. La pression sanguine reflète simplement la communication humaine: elle monte quand vous parlez et baisse quand vous vous taisez[5]. Un graphique de la pression sanguine de n'importe quel individu enregistrée pendant une conversation montre exactement à quel moment il a parlé et à quel moment il s'est tu. En outre, plus sa pression sanguine est élevée au repos, plus elle monte quand il parle. Un débit rapide entraîne une élévation plus importante qu'un débit lent. De nombreux patients souffrant d'hypertension ne respirent pas librement quand ils parlent, ce qui contribue également à élever leur pression sanguine.

La pression sanguine est une forme cachée de communication. Elle constitue un message en retour car elle réagit à ce que vous faites, à votre façon de respirer et de communiquer avec les autres. On apprend aux patients à maîtriser leur pression sanguine en reconnaissant leurs sentiments, en évitant les conversations et les situations sociales stressantes, en parlant plus lentement, en respirant profondément pendant qu'ils parlent et en se détendant au besoin. Ils obtiennent ainsi un certain degré de contrôle. Ceci nous apparaît comme un magnifique exemple d'une condition soi-disant immuable qui se transforme en processus et fait ainsi ressortir certaines actions utiles.

Les métaphores médicales

La médecine n'est pas uniquement un ensemble de traitements, c'est aussi une façon de comprendre le monde. Elle s'accorde avec la vision du monde et les mœurs de la société dans laquelle elle est pratiquée. La médecine est aussi pragmatique: elle utilise ce qui fonctionne et rejette ce qui ne fonctionne pas, malgré la résistance de ceux qui cherchent à maintenir le *statu quo*. Il y a danger, cependant, que la médecine s'enlise dans une vision «correcte» de la réalité et rabaisse ou supprime toute autre médecine d'appoint. Nous ne tolérons pas cette attitude chez les humains, pourquoi ferions-nous exception pour les professions?

La médecine est conservatrice par nécessité. Elle ne court pas de risque parce que le bien-être des gens et parfois des vies humaines pourraient être en jeu. En même temps, elle doit faire preuve d'humilité; il y a bien des cas où le corps médical s'est trompé en voulant préserver les principes établis.

La médecine allopathique — dominante dans la société occidentale — est un modèle unique qui repose sur une vision précise du monde. Pour rester fidèles à l'esprit pragmatique de la médecine, nous devons être prêts à examiner d'autres métaphores de la santé et de la maladie, et d'autres modèles médicaux. L'homéopathie, l'ostéopathie, l'acupuncture et la médecine chinoise reposent toutes sur des philosophies et sur des méthodes de traitement fort évoluées. Elles représentent toutes des métaphores complémentaires de la santé et de la maladie. Elles offrent toutes sortes de prescriptions différentes allant des interventions chimiques familières, sous forme d'herbes peut-être, jusqu'aux prescriptions comportementales moins évidentes mais parfois aussi utiles telles que de rire davantage ou de passer du temps avec des enfants chaque jour, car il y a dans ces activités une sagesse qui ne se trouve pas dans les médicaments.

Différentes écoles utilisent différentes métaphores. Il ne s'agit pas de déterminer qui a raison ou qui a tort. Nulle école ne devrait avoir l'arrogance de prétendre posséder toute la vérité à elle seule (comme le font les défenseurs les plus rigides de la médecine allopathique). Chaque modèle possède sa philosophie et sa métaphore de base, et tous sont efficaces pour certaines personnes. Nul modèle ne détient le monopole de la guérison; tous ont accompli des guérisons, y compris dans des cas de maladie organique avancée. Nous choisissons ce à quoi nous sommes prêts à croire.

Votre congruence et votre foi en le pouvoir du modèle médical de votre choix sont tout aussi importantes que le modèle en soi. Soyez bien informé. Vous découvrirez peut-être qu'un modèle médical peut traiter une maladie mieux qu'un autre. Par exemple, d'une part, nous n'hésiterions pas à recourir à la médecine conventionnelle pour des troubles comme l'appendicite, la pneumonie ou une fracture. Une fois la crise passée, cependant, il peut y avoir d'autres façons d'accélérer le processus de guérison, grâce à l'acupuncture ou à l'homéopathie peut-être.

D'autre part, la médecine moderne ne peut pas faire grand-chose pour soulager les maux de dos à part prescrire des médicaments et des opérations au cours desquelles on retire ou replace certaines parties de la colonne vertébrale. Deux tiers des personnes affligées de maux de dos qui recourent à la chirurgie finissent par souffrir encore plus par la suite. Par contre, un ostéopathe, un chiropraticien ou un praticien de la technique Alexander ou Feldenkreis se pencherait sur la manière dont le patient crée (et continue de créer sans nul doute) sa douleur afin de lui montrer à utiliser son corps différemment. Des recherches médicales effectuées en bonne et due forme ont révélé que l'acupuncture était efficace pour soulager la douleur[6].

La médecine allopathique est presque impuissante à guérir le banal rhume. L'homéopathie et l'aromathérapie pourraient fort bien s'avérer plus efficaces. La médecine chinoise obtient d'excellents résultats dans les cas de troubles cutanés chroniques et douloureux comme l'eczéma. Certains facteurs alimentaires sont parfois en cause, et il n'est pas rare que le médecin prescrive des stéroïdes dans les cas graves. Or, les stéroïdes peuvent entraîner de graves effets secondaires y compris l'inhibition du système immunitaire.

Joseph a recours aux médicaments homéopathiques en cas de rhume ou de grippe parce qu'ils sont efficaces (dans son cas). La première fois qu'il a soigné un rhume de cette façon, il s'est rétabli rapidement, établissant ainsi une ancre pour une guérison rapide et facile. On ne peut pas affirmer avec certitude qu'il a guéri plus rapidement que s'il n'avait rien pris. Il a été démontré, lors d'épreuves à double insu menées conformément aux normes médicales, que l'homéopathie entraînait immanquablement une amélioration de l'état du patient[7]. Toutefois, le corps médical continue de rejeter ce modèle qu'elle ne comprend pas. Pourtant, cela n'a aucune importance. Nous ignorons tout autant le fonctionnement de certains médicaments ayant fait leurs preuves.

Au cours des dix dernières années, Ian a reçu des traitements d'acupuncture réguliers. Il n'y a pas été conduit par une maladie en particulier mais parce qu'il s'intéressait aux propriétés tant préventives que curatives de l'acupuncture. Au fil des ans, il a l'impression de sortir de ses séances d'acupuncture avec une plus grande sensation de bien-être et une constitution plus robuste.

Ian croit que l'acupuncture est efficace. Joseph croit que l'homéopathie est efficace. Utilisez ce qui marche pour vous sans vous sentir tenu de vous justifier ou de pouvoir expliquer pourquoi. Fiez-vous à ce que vous sentez.

Seconde opinion ou métaphore différente?

La médecine n'est pas une science exacte et solliciter une seconde opinion est une tradition à la fois utile et bien établie. Les médecins sont humains, ils peuvent se tromper ou être influencés par ce qui a produit des résultats dans le passé; or, ce n'est peut-être pas ce qui vous aidera, vous. Ils ont recours à des procédés avec lesquels *ils* sont congruents, ce qui ne veut pas dire que vous devez l'être aussi. Il est sage de demander d'autres avis sur une chose aussi cruciale que votre santé et cela est vraiment important si vous envisagez une opération, car il peut y avoir d'autres possibilités. Aucun médecin ne peut les connaître toutes.

Si vous souffrez d'un problème de santé, pourquoi vous limiter à une seconde opinion à l'intérieur de la même métaphore? Sollicitez différents points de vue auprès d'autres traditions médicales. Nous ne préconisons pas de sauter d'une thérapie à l'autre pour le simple plaisir de la chose. Toutefois, on est parfois aveuglé par le modèle médical dominant et on se prive de choisir parmi des traitements qui peuvent être aussi bons sinon meilleurs que ceux de la médecine conventionnelle. Le choix médical va plus loin que la simple possibilité de choisir son généraliste, son hôpital ou sa marque de médicament.

Il y a quelques années, Joseph se blessa au genou. Soudain, il apprécia pour la première fois une capacité qu'il avait tenue pour assurée: celle de pouvoir se tenir debout et de marcher sans douleur. Il voulait guérir le plus rapidement possible. Il consulta son généraliste qui, incertain de la nature du problème, prit une radiographie et le renvoya à un physiothérapeute. Ce dernier lui montra des exercices à faire chez lui pour lui éviter d'avoir à toujours se déplacer. Joseph lut des livres sur la structure du genou et s'étonna de voir de quelle façon merveilleuse il était conçu pour exécuter une vaste gamme de mouvements. Il devint expert en genou pendant une courte période et assomma sans doute ses amis avec ses descriptions de son fonctionnement (ou non-fonctionnement dans son propre cas). Il suivit quelques cours en techniques Alexander et découvrit comment sa démarche habituelle avait contribué à affaiblir son genou. Il vit un praticien de la méthode Feldenkreis qui lui enseigna des exercices utiles et lui fit prendre de nouveau conscience du fait que son problème ne concernait pas uniquement son genou, mais était relié à sa façon de mouvoir son corps tout entier. Le genou était le maillon faible qui avait cédé. Joseph fit des exercices de visualisation axés sur la guérison, mit à contribution les conseils des praticiens en techniques Alexander et Feldenkreis pour modifier les différents aspects de sa démarche, et renforça les muscles de son genou au moyen d'exercices exécutés avec des poids. Son genou guérit et devint même plus solide qu'avant. Sa blessure avait donné à Joseph la chance de corriger un déséquilibre qui aurait multiplié les problèmes s'il avait traîné en longueur.

Les positions perceptuelles

Demander une seconde opinion est une facette d'un principe important en PNL: se placer dans différentes perspectives. Plus elles diffèrent, plus le résultat est intéressant. Nous apprenons surtout en saisissant les différences. La capacité de voir les choses sous divers angles fait partie de la souplesse de réaction des gens qui réussissent dans leurs entreprises. Une vision unique du monde ne peut pas nous en faire apprécier toute la richesse, et la réalité, dit-on, laisse beaucoup de place à l'imagination.

En PNL, il existe trois principaux points de vue:

La *première position* correspond à votre propre réalité. Si, en ce moment même, vous êtes intensément conscient de vos pensées et de vos sentiments, vous occupez la première position. La maladie a tendance à nous placer violemment dans une sorte de première position.

Dans la *deuxième position,* vous adoptez le point de vue de l'autre personne. Vous vous mettez à sa place et imaginez ce qu'elle ressent. Dans cette position, vous vous synchronisez avec l'autre, voyez son monde à travers son regard sans le juger de l'extérieur. Les médecins qui prennent cette position avec leurs patients sont populaires et très appréciés.

La *troisième position* consiste à adopter un point de vue extérieur, détaché. Vous êtes aussi objectif que possible. Dans cette position, vous pouvez comprendre votre relation avec les autres au lieu d'être prisonnier de votre propre point de vue (première position) ou de vous identifier avec l'autre personne (deuxième position).

On appelle «triple description» le fait d'adopter ces trois points de vue dans une situation. Les trois positions sont importantes, et les meilleurs communicateurs passent facilement de l'une à l'autre. Les professionnels de la santé ont besoin des trois. Ils doivent être clairs et congruents à propos de leur intervention, mais aussi comprendre comment leur patient se sent pour être mieux à même de prendre une décision. Ils doivent aussi pouvoir évaluer leur propre travail de façon objective. Les médecins accordent souvent une attention excessive à la troisième position, négligeant ainsi les sentiments des vraies personnes et patients avec lesquels ils travaillent.

Sujets de réflexion

La métaphore se situe à mi-chemin entre l'inintelligible et le lieu commun.

Aristote

La meilleure tactique consiste à contrecarrer les plans de l'ennemi, la suivante, à empêcher le rassemblement des forces ennemies, la suivante, à attaquer l'armée ennemie sur le terrain, et la pire politique de toutes est d'assiéger les villes fortifiées.

Dans tout combat, on peut utiliser la méthode directe pour entrer dans la bataille, mais il faut employer des moyens détournés pour s'assurer la victoire.

Dans un combat, il existe seulement deux méthodes d'attaque: la directe et l'indirecte, et pourtant, la combinaison des deux donne lieu à une série interminable de manœuvres.

Sun Tzu, *L'Art de la guerre*

Le plus gros problème du monde aurait pu être résolu quand il était petit.

Lao Tzu

La théorie des germes élaborée par Louis Pasteur est une fiction ridicule.

Pierre Pachet,
professeur de physiologie à Toulouse, 1872

Chapitre 8

Le stress

De la métaphore au stress. Mais l'écart entre les deux est-il vraiment important? Le stress est une métaphore en soi, tirée du domaine de la physique et de l'ingénierie, qui décrit tant la force appliquée à un objet que le dommage ou la déformation qui en résulte. Les mots «tension», «contrainte» ou «sous pression» sont toutes des métaphores empruntées au même domaine. Nous les appliquons à l'expérience humaine de la même façon qu'elles s'appliquent à la matière inerte. Les outils et équipements mécaniques peuvent subir une certaine quantité de stress avant de casser. Ils ont des limites intrinsèques. Pour notre part, nous avons le choix. Deux barres de fer supporteront le même degré de stress avant de casser, mais les êtres humains varient énormément tant dans ce qu'ils considèrent comme un stress que dans la pression qu'ils peuvent supporter.

Le mot stress est aussi une nominalisation: un nom qui cache un processus. Qui est stressé, par quoi et comment?

Le concept de stress fut créé par Hans Selye dans les années trente[1]. Selye définit alors le stress biologique comme la réaction non spécifique du corps à toute demande qui lui est imposée. Il déclara aussi que le stress accélère le vieillissement à travers «l'usure que la vie inflige à la vie humaine[2]». Ces définitions sont utiles. Pour nous, le stress est le dommage subi par notre corps en réaction à ce qui nous arrive. Il est engendré par la réaction de notre corps aux événements et non par l'événement comme tel. L'événement qui déclenche le stress est appelé «facteur de stress».

Il est difficile de définir précisément ce que sont ces facteurs, car ils diffèrent pour chacun. Ce qui stresse une personne peut être accueilli comme un défi stimulant par une autre. Quels événements et expériences entraînent à coup sûr du stress? Ceux qui dépassent notre capacité d'adaptation ou, pour conserver la métaphore de la physique, ceux qui nous poussent au-delà des limites de notre flexibilité naturelle. N'oubliez pas que la flexibilité est l'un des quatre piliers de la PNL. Plus vous êtes flexible, plus vous pouvez réagir d'une manière appropriée et dominer la situation, et, par conséquent, moins vous ressentez de stress malgré les exigences qui vous sont imposées. La PNL a beaucoup à apporter à la gestion du stress. Elle vous invite à prêter attention à votre réaction plutôt qu'au facteur extérieur de stress et vous fournit des moyens pratiques de renforcer votre capacité d'adaptation.

La réaction de votre corps au stress

Lorsque vous affrontez une situation épineuse, trois événements se succèdent rapidement:

- l'événement comme tel
- votre perception de l'événement
- la réaction de votre corps à votre perception de l'événement.

Il y a toutes les chances pour que l'événement soit indépendant de votre volonté. Toutefois vous avez du pouvoir sur la perception que vous en avez. Si vous êtes incapable de faire face à l'événement, votre corps réagit automatiquement en se préparant à attaquer ou à fuir, et c'est cette réaction au stress qui vous fait du tort.

La réaction est amorcée au moment où la partie sympathique du système nerveux autonome est activée grâce à l'hypothalamus, une petite partie du cerveau étroitement reliée au système limbique qui gouverne nos émotions. L'hypothalamus commande aussi les processus inconscients du corps comme la température, le pouls, la respiration, l'équilibre hydro-électrolytique et la pression sanguine. Il sécrète une hormone appelée facteur libérateur de corticotrophine, qui active la glande pituitaire. Celle-ci produit alors de l'adrénocorticotrophine (ACTH) qui pousse la glande surrénale à sécréter du cortisol et d'autres hormones telles l'adrénaline et la noradrénaline. Ces hormones et les neuropeptides inhibent le fonctionnement du

Réaction au stress

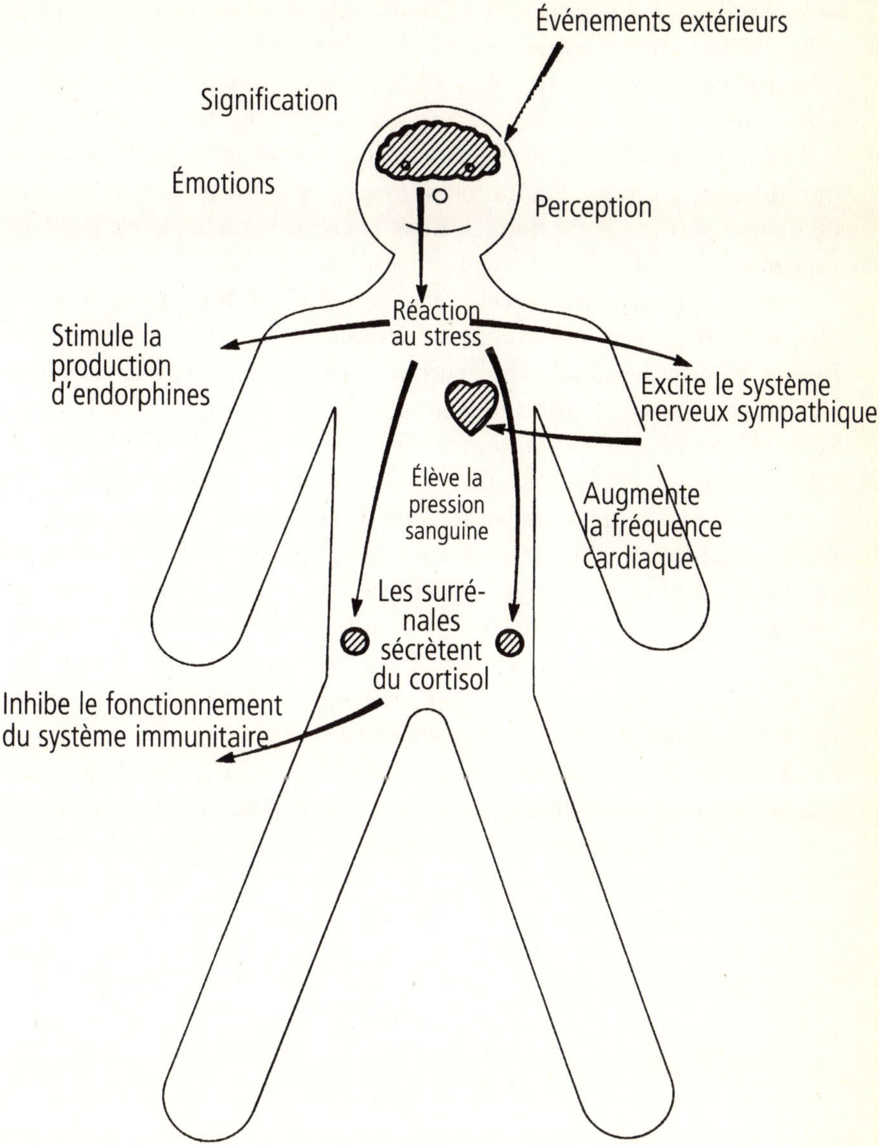

système immunitaire. L'hypothalamus déclenche aussi la libération de bêta-endorphines, des analgésiques fabriqués par le corps, pour nous permettre de supporter la douleur, la tension et la gêne physique. Cela a pour effet de nous rendre plus vigilants. Nos pupilles se dilatent pour laisser entrer plus de lumière et nos poils se dressent, nous rendant plus sensibles au toucher et aux vibrations. Notre sang s'éloigne du système digestif pour affluer vers les grands groupes musculaires. Cette décharge biochimique se produit que la menace de danger soit réelle ou non. Si nous la croyons réelle, alors elle l'*est* pour notre corps.

Advenant un danger réel, cette réaction est fort utile. Grâce à elle, nous nous sentons éveillés et vivants, et pouvons dépasser nos limites habituelles. Mais chez certaines personnes, cet état d'excitation devient normal. Elles deviennent dépendantes du stress et ont besoin d'un niveau toujours plus élevé de stress pour maintenir cet état euphorique. Le stress agit comme une drogue à côté de laquelle la vie ordinaire paraît bien terne. Mais le stress élève la pression sanguine, augmente la fréquence cardiaque, perturbe la digestion et inhibe le système immunitaire. Il entrave aussi notre capacité de penser parce que le sang afflue vers les muscles et s'éloigne des centres rationnels du cerveau. Il est clair qu'un stress chronique est malsain. C'est comme conduire une voiture le pied vissé à l'accélérateur quelles que soient les conditions de trafic.

Le corps a besoin de temps pour récupérer après une réaction au stress afin de pouvoir refaire sa réserve d'hormones et de neurotransmetteurs. Sinon il subit des hauts et des bas en montagnes russes, ce qui risque de l'épuiser à la longue. Entre-temps, les conséquences peuvent être graves. Il y a de meilleures façons de se sentir en vie et en contact avec soi-même et le monde que de compter sur le cocktail biochimique du stress.

Qui tombe malade?

Au milieu des années soixante-dix, les psychologues Suzanne Kobasa et Salvator Maddi menèrent une étude auprès de deux cents cadres d'une compagnie de téléphone de l'Illinois[3]. Ceux-ci traversaient une mauvaise passe, car la compagnie avait entamé des négociations compliquées avec AT&T. Tous les cadres remplirent un questionnaire sur leur degré initial de stress et un autre sur leurs maladies et symptômes. Tous étaient de sexe masculin, d'âge moyen, issus de la classe moyenne et mariés.

Même si tous affrontaient la même somme de stress, cent seulement signalèrent de fréquents malaises. Les autres présentaient peu de signes de maladies pouvant être diagnostiquées. Kobasa découvrit que les cadres en santé réfléchissaient aux événement d'une manière différente. Ils voyaient le changement comme une chose inéluctable et une occasion de grandir plutôt qu'une menace à l'égard de leurs accomplissements. À leur avis, s'ils ne pouvaient pas toujours maîtriser les événements, ils avaient cependant une influence sur leur impact. Ils étaient en outre profondément touchés par leur travail et leur famille, ce qui leur donnait un sentiment de direction et d'enthousiasme. Kobasa nomma «résistance psychologique» ce mélange de maîtrise, d'engagement et de volonté de faire face aux difficultés.

À la fin de ces études, les chercheurs suivirent les maladies de deux cent cinquante-neuf cadres pendant plus de huit ans. Au cours des périodes de stress élevé relié au travail, les cadres dépourvus de résistance psychologique étaient en moins bonne santé[4].

Choix, congruence et difficultés

Puisqu'on ne peut pas toujours éviter les situations difficiles, comment peut-on y faire face?

Commençons par faire la distinction entre faire face à une difficulté et faire face aux effets du stress. Certaines personnes pensent s'en tirer fort bien alors qu'en fait, elles s'habituent tout bonnement au stress. Gérer un stress existant n'est pas du tout comme en traiter les causes.

Le déni est une façon de gérer son stress à court terme. («Tendu... qui, moi?» prononcé avec un sourire figé, les dents serrées.) La boulotmanie en est une autre. La personne qui en souffre est dépendante du travail et se préoccupe davantage de celui-ci que de ses véritables résultats, négligeant ou justifiant les protestations de son corps. D'autres solutions à court terme englobent la consommation de caféine, de cigarettes, d'alcool, de tranquillisants et de nombreux médicaments vendus sur ou sans ordonnance. Ceux-ci peuvent provoquer leurs propres problèmes.

La meilleure façon de gérer le stress consiste à l'éviter. Pour cela, trois ressources peuvent vous aider à faire face aux expériences quotidiennes potentiellement stressantes:

- Choix
- Congruence
- Défi

Que signifient-ils dans l'optique de la PNL?

Le *choix* est la capacité et la volonté de diversifier ses réactions. C'est la flexibilité en action. Quand vous avez des choix, vous vous sentez maître de la situation. C'est le cas, par exemple, quand il existe un équilibre entre les ressources perçues et la difficulté de la situation telle que vous la percevez. Si cette difficulté paraît beaucoup plus grande que les ressources perçues, cela engendre un stress, de l'affolement, de l'anxiété ou de la confusion. Par contre, si les ressources perçues sont beaucoup plus importantes que la difficulté perçue, cela provoque de l'ennui et de l'indifférence. Le meilleur équilibre se situe au milieu, là où les ressources et la difficulté sont perçues comme étant égales.

Votre pouvoir de choisir découle de la maîtrise que vous possédez sur votre univers interne, et non sur l'univers extérieur, qui n'est ni prévisible ni contrôlable.

Les recherches ont démontré que les gens qui éprouvent un profond besoin d'impressionner et de dominer le monde extérieur souffrent continuellement d'un «stress de pouvoir[5]». Ils sont soumis à un

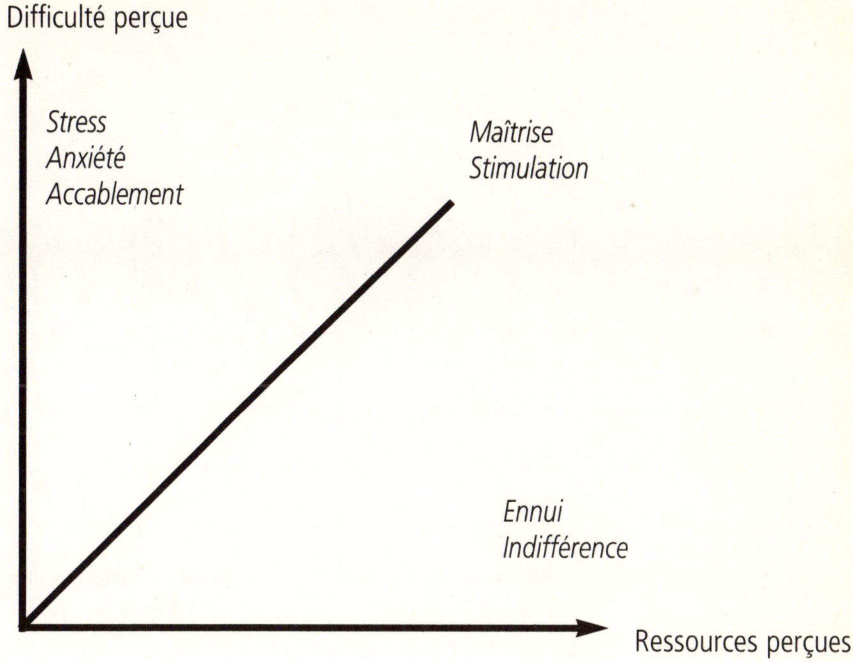

double stress: ils veulent maîtriser les événements, mais en sont incapables, donc ils ont de la difficulté à faire front.

Nous avons tous une zone de préoccupation, qui englobe les événements qui nous touchent de près et une zone d'influence, dans laquelle nous pouvons vraiment exercer une influence sur les événements. Ces zones se chevauchent mais sont différentes. Nous ne pouvons pas influencer tout ce qui nous préoccupe.

La personne qui tente d'influencer toute sa zone de préoccupation fait preuve d'une maîtrise excessive, état que l'on associe à un risque accru de maladies cardiovasculaires et gastriques[6].

À l'autre extrême se trouve la maîtrise insuffisante, qui consiste à ne pas agir dans les situations contenues à la fois dans la zone d'influence et dans la zone de préoccupation. Cette tendance accroît les risques de dépression et provoque un sentiment d'impuissance, deux états qui peuvent nous rendre plus sujets à la maladie en général et en particulier au cancer[7].

Zones de préoccupation et d'influence

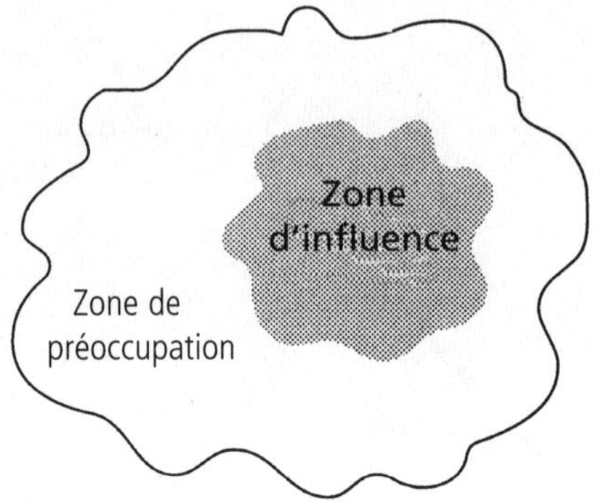

Examinez le tableau ci-dessous.

	Situation perçue comme pouvant être maîtrisée	Situation perçue comme indépendante de notre volonté
Action	A Efficacité Auto-efficacité Maîtrise	C Contrôle excessif Anxiété, panique
Inaction	B Désespoir et impuissance Dépression	D Acceptation Capacité de lâcher prise

Voilà une façon de penser très utile.

Les zones A et D sont exemptes de stress.

Chaque fois que vous ressentez un stress, demandez-vous où vous vous trouvez dans le diagramme ci-dessus. Êtes-vous dans la case C, en train de vous faire un sang d'encre à propos d'une chose sur laquelle vous n'avez aucune influence?

Si c'est le cas, lâchez prise.

Vous trouvez-vous dans la case B, impuissant à faire face à de nombreuses exigences?

Si c'est le cas, agissez. Établissez vos priorités et occupez-vous des questions importantes d'abord. L'inaction ne peut qu'empirer la situation.

Les cases C et D correspondent toutes deux à des états d'impuissance et vous devez changer d'état avant de pouvoir vous attaquer à vos véritables problèmes. Rappelez-vous que vous ne pourrez pas résoudre un problème si vous demeurez dans l'état d'impuissance qu'il engendre en vous.

Agissez dans les situations où vous pouvez changer quelque chose, gardez votre sang-froid dans les autres... et faites la différence entre les deux.

La deuxième ressource est la *congruence.* Dans les études portant sur la gestion du stress, on parle parfois d'«engagement personnel». Il s'agit d'un sentiment interne de direction et d'énergie qui vous permet de progresser vers ce que vous voulez. Il est présent lorsque toutes les différentes parties de vous-même œuvrent ensemble vers un but commun.

Le contraire serait l'incongruence: un état de division intérieure et de mollesse. L'incongruence entraîne un rendement médiocre au travail et en termes de santé. Si vous êtes incongruent, vous n'avez ni énergie ni centre d'intérêt. Un conflit intérieur peut provoquer un état débilitant susceptible d'influencer le système immunitaire à travers les liens corps-esprit créés par les neurotransmetteurs. Il existe divers degrés d'incongruence formant un continuum complet. À une extrémité se trouve la gêne que l'on ressent dans une situation, le fait d'être «tiraillé entre deux choses». Vous pourriez vous sentir incongruent parce que vous vous trouvez dans un environnement peu familier et êtes incertain de la conduite à adopter. Nous avons tous fait l'expérience de cette sorte d'incongruence. À l'autre extrémité du continuum se trouve l'incongruence relative à l'identité en vertu de laquelle le sujet se sent en conflit par rapport à ce qu'il est. Ce type de conflit peut très bien se refléter dans son sens du soi physiologique — en l'occurrence, son système immunitaire.

La troisième ressource est le *défi*. On voit une situation comme un défi quand on pense en termes d'objectifs, de sorte que les événements deviennent des occasions de se rapprocher de ce que l'on veut. Les événements n'ont pas de signification arrêtée, vous pouvez leur prêter celle que vous voulez — les «recadrer». Lorsqu'un incident potentiellement stressant se produit, demandez-vous:

Qu'est-ce que cet événement pourrait signifier?
Quel sens aimerais-je lui prêter?
Comment puis-je le voir comme un défi utile?

Votre définition du stress

Vous seul pouvez définir le stress pour vous-même, ce qui explique pourquoi nous n'avons intégré aucun questionnaire sur le stress dans ce livre-ci, aussi divertissants soient-ils.

Comment le stress vous affecte-t-il? Nous avons tous un point faible. Certaines personnes souffrent d'hypertension artérielle, d'autres, de maux de tête ou de dos, ou de tension dans les épaules et le cou. L'indigestion, les flatulences, le déclin de la qualité et de la quantité de sommeil sans raison valable, la fatigue ressentie pendant la journée, les éruptions cutanées, les ulcères ou les rhumes ou grippes fréquents sont d'autres signes qui pourraient indiquer que vous subissez un stress. L'irritabilité, l'agitation ou la difficulté à se concentrer peuvent également être des symptômes de stress.

Dressez une liste de ce que votre corps vous dit à propos du stress. Il s'agit là d'un feedback précieux.
Comme vous devez partir de là où vous êtes, synchronisez-vous avec vous-même. Vous n'éliminerez pas tout le stress de votre vie du jour au lendemain. Réfléchissez aux questions ci-dessous:
Quelle dose de stress la vie m'impose-t-elle actuellement?
Quelle est la source de ce stress?
Puis-je discerner des modèles?
Est-ce que je souffre davantage des symptômes du stress à certains moments — pendant les week-ends, en vacances ou en présence d'une échéance au travail?

Les causes de votre stress sont sans doute multiples. Une fois que vous saurez sur quels facteurs de stress vous pouvez exercer une influence, vous pourrez vous y attaquer. L'une des meilleures façons de les analyser consiste à les diviser en niveaux logiques.

Les niveaux logiques du stress

Environnement

Qu'est-ce qui vous cause un stress dans votre environnement? Les possibilités sont infinies: un long trajet pour vous rendre au travail, un bureau surchargé et bruyant, des appareils ménagers défectueux, une violente prise de bec avec une personne proche de vous. Votre travail peut vous stresser si vous faites face à de nombreuses exigences et détenez un pouvoir décisionnel limité. Pour soulager votre stress, vous devrez peut-être modifier votre environnement.

Quelles ressources vous offre celui-ci pour vous aider à faire face au stress? L'incertitude quant à l'issue d'un événement constitue une cause de stress. Être informés nous donne l'impression de posséder une certaine autorité sur la situation. Des études menées auprès de patients hospitalisés que l'on avait informés de leur état et encouragés ont révélé qu'ils séjournaient moins longtemps à l'hôpital et se rétablissaient plus rapidement[8].

Comportement

Qu'est-ce qui, dans votre comportement, vous cause du stress? Voici des exemples: partir à la dernière minute pour se rendre à un rendez-vous, ce qui crée une tension constante, se plier aux exigences des autres contre son gré. Les changements d'habitude peuvent être une source de stress. Les possibilités sont innombrables. Vous saurez ce qui vous stresse si vous êtes attentif aux signaux de votre corps.

Quel comportement pourrait vous servir de ressource? Vous allouer plus de temps pour vos déplacements en est un exemple. Dire «non» à l'occasion peut vous procurer de grandes joies si vous avez l'habitude de dire «oui» et de le regretter par la suite. Ou encore dire «oui» si vous avez l'habitude de dire «non» et de vous sentir méchant. Les plaisirs sensuels sont des ressources formidables: écouter de la musique, savourer un excellent repas, passer du temps avec les enfants, regarder un film ou faire de l'exercice.

Capacité

Si vous êtes capable de déclencher de l'anxiété en vous-même, vous avez cultivé un certain talent. Vous aurez à coup sûr perfectionné l'art d'imaginer l'issue lamentable d'une situation. Vous le faites sans doute en créant des images mentales de tout ce qui peut tourner mal puis des conséquences affreuses qui s'ensuivront. Cela est un art. Il prouve votre capacité d'imaginer les choses de manière si frappante que vous modifiez de façon considérable la chimie de votre corps. Peut-être pouvez-vous employer ce talent à d'autres fins. Qu'arriverait-il si vous vous en serviez pour imaginer ce qui se passera un quart d'heure après l'*heureux* dénouement d'une situation, puis comment vous en êtes arrivé là?

Croyances et valeurs

L'idée que vos croyances et valeurs peuvent vous stresser ou vous servir de ressources pour combattre le stress est peut-être nouvelle pour vous, mais voilà un domaine où un changement peut avoir la plus grande portée. Comme nos croyances nous suivent partout, elles peuvent nous stresser où que nous soyons. Plus nos croyances et attentes sont rigides, plus notre stress sera grand puisque le monde ne se jettera pas à nos pieds pour combler nos besoins.

Quelles croyances peuvent-elles être stressantes? La croyance que les gens ne sont pas dignes de confiance et cherchent à vous berner à la moindre occasion vous gardera sur le qui-vive et vous causera un stress. Le modèle médical lui-même est un ramassis de croyances stressantes. Il laisse supposer que lorsque vous êtes malade, votre corps ne dépend plus de vous et vous devez consulter des experts pour guérir. Par ailleurs, il est tout aussi stressant de croire que l'on a l'entière responsabilité de se guérir seul sans que personne ne puisse ou ne veuille nous aider.

Toutes les croyances qui vous placent à la merci des autres ou des événements, ou suggèrent que votre choix de réactions face aux événements extérieurs est limité, peuvent engendrer un stress. Les valeurs jouent également un rôle significatif ici. Si vous êtes continuellement stressé, il est certain qu'une valeur est à l'origine de ce stress. Qu'essayez-vous d'accomplir? Il existe peut-être de meilleurs moyens d'obtenir ce que vous voulez sans vous stresser.

Toutes les croyances qui accentuent votre sentiment de maîtrise, tant sur vous-même que sur votre environnement extérieur, constituent des ressources. La croyance en votre capacité de dominer les événements de votre vie réduira automatiquement votre stress. Cette croyance est désignée sous le vocable «auto-efficacité» et a été largement étudiée par Albert Bandura et ses collègues de l'université de Stanford[9]. Ceux-ci ont découvert que plus les gens sont persuadés de pouvoir faire face aux difficultés, moins le stress prélève un tribut sur leur corps. Les personnes qui embrassent cette croyance ont un système immunitaire plus robuste[10].

Comment acquiert-on l'auto-efficacité?

- *En élaborant un ensemble d'expériences références à partir de ses propres succès et échecs.*
  Remarquez vos succès, même minimes. Bientôt ils s'accumuleront. Les succès ne comptent que si vous en êtes directement responsable. Les cas où vous avez recueilli les honneurs sans mettre la main à la pâte ne comptent pas.

- *En prenant exemple sur les autres.*
  Observez comment les autres font face aux difficultés semblables. Quelles qualités mettent-ils à contribution pour réussir? Quelles différences y a-t-il entre ceux qui réussissent et ceux qui échouent? Que font-ils? Que croient-ils? Qu'est-ce qui compte pour eux? S'ils peuvent réussir, pourquoi pas vous?

- *En trouvant un mentor, quelqu'un qui vous aidera et vous encouragera.*
  Votre mentor peut être fictif, un personnage de roman ou de cinéma. Il n'a pas besoin d'être présent physiquement et il n'est pas non plus nécessaire que vous le connaissiez. Il peut s'agir d'un personnage historique qui vous inspire. Lorsque vous avez besoin d'aide et d'encouragement, demandez-vous: «Qu'est-ce que cette personne me conseillerait de faire?»

Identité

Si vous êtes stressé au point de ne plus savoir à quel saint vous vouer, il vous reste une ressource: votre identité. À ce niveau, vous savez qui vous êtes et, à partir de là, quoi faire. Un solide sens du soi constitue une ressource merveilleuse contre le stress. Le seul stress possible à ce niveau est engendré par une fausse persona. Celle-ci peut se manifester dans deux contextes. Dans le contexte interpersonnel d'abord: la personne n'affiche jamais son vrai moi et a de bonnes chances d'occuper un emploi qui ne lui permet pas d'exprimer sa vraie nature. Ensuite, la fausse persona peut revêtir l'aspect d'un masque que la personne porte pour elle-même et pour les autres afin de dissimuler sa vraie nature. Elle a pu contracter cette habitude dans l'enfance dans les moments où elle se sentait complètement dépassée. Quand cela se produit, la personne se sent étrangement vide et son comportement manque de profondeur. La profondeur est un équilibre dans une autre dimension.

Niveau spirituel

Enfin, dépasser les limites de son identité tout en l'intégrant à un sens du soi plus complet est la plus grande ressource qui soit — outre qu'elle amplifie son sentiment d'être relié aux autres. Il existe de nombreux moyens d'y parvenir y compris l'amour, l'expérience religieuse et la méditation. À ce niveau, il n'existe pas de réponses simples, mais une possibilité de s'évader, temporairement du moins, audelà du stress.

Niveaux logiques

	Facteurs de stress	Ressources
Environnement		
Comportement		
Capacité		
Croyances et valeurs		
Identité		
Niveau spirituel		

Stratégie pour faire face au stress

Si votre corps présente des signes de stress:

1. Reconnaissez vos sensations physiques. Synchronisez-vous avec vous-même. Ces sensations sont réelles même si vous pensez qu'elles ne devraient pas être là.

2. Concentrez-vous sur l'incident stressant.

3. Quel sens lui donnez-vous?
   Lorsqu'une réponse vous viendra, ce qui, en général, est très rapide, demandez-vous: «Quelle autre signification pourrait-il avoir?» Puis «Quelle signification aimerais-je lui donner?»

4. Pouvez-vous faire quelque chose?
   L'incident se trouve-t-il dans votre zone d'influence?
   Si ce n'est pas le cas, oubliez-le et poursuivez vos activités.
   Si c'est le cas, de quelles ressources disposez-vous?
   Que voulez-vous qu'il arrive?
   Quel est votre but?

5. Que pouvez-vous apprendre de cet événement afin de pouvoir l'éviter la prochaine fois?

Vous créez votre réalité

La PNL, à l'instar de bien d'autres modèles psychologiques et philosophiques, croit que nous ne voyons pas le monde tel qu'il est vraiment, mais que nous en construisons un modèle. Nos sens filtrent nos perceptions, et nous interprétons nos expériences à la lumière de nos croyances, de nos intérêts, de notre éducation, de nos préoccupations et de notre état d'esprit. Nous dessinons une carte et nous en servons pour naviguer à travers la vie. Si c'est une bonne carte, nous irons loin et prendrons plaisir au voyage. Une carte limitée garantit un voyage limité. Nous traversons tous le même territoire mais munis de cartes différentes. À travers l'histoire, des gens se sont battus et sont morts pour prouver qu'ils avaient la bonne carte. La PNL ne vise nullement à vous donner la «bonne» carte, mais elle veut vous enseigner comment on dessine une carte. Elle peut aussi vous aider à agrandir la vôtre afin de rendre votre voyage plus intéressant.

La PNL croit que nous créons notre carte de trois façons principales:

- *Primo,* nous omettons des parties de notre expérience. Nous prenons conscience d'une partie seulement de tous les sons, images, sensations, goûts et odeurs qui se présentent à nous. Cette omission est essentielle, car nous serions submergés si notre attention n'était pas sélective. Nous filtrons nos expériences en fonction de nos croyances, de nos intérêts et de notre état de santé. S'il vous est déjà arrivé de négliger une douleur parce que vous vouliez à tout prix terminer une tâche ou de chercher vos clés quand elles se trouvaient sous votre nez, vous comprenez le principe de l'omission.
- *Secundo,* nous déformons notre expérience en accordant du poids à certains aspects et en diminuant l'importance de certains autres. Cette distorsion nous permet d'attribuer une signification et une valeur à ce qui nous arrive. Sans elle, nous vivrions dans un terne univers de chiffres et de faits. La distorsion est le fondement de la créativité et de l'art, mais aussi du soupçon, de la paranoïa et des malentendus. C'est elle qui donne un sens à nos symptômes. Par exemple, une personne pourra en accuser une autre de lui avoir donné le rhume, même si elle a été en contact avec des milliers de personnes enrhumées sans jamais l'attraper.

- *Tertio,* nous généralisons en inférant des règles d'un petit nombre de cas. Nous apprenons en généralisant. Par exemple, nous apprenons le calcul en appliquant les lois de l'arithmétique à un petit nombre de problèmes. Les croyances sont des généralisations. Généraliser est essentiel: nous abordons l'inconnu à partir de ce que nous connaissons déjà. Cela ne pose problème que si nous généralisons à partir d'un exemple inadéquat ou si nous nous fermons aux nouvelles expériences. Par exemple, si nous avons été dupés par quelqu'un, il serait absurde de généraliser et de présumer que tout le monde est malhonnête.

Nous avons tous recours à l'omission, à la distorsion et à la généralisation. Cependant, comme dans le cas des systèmes de représentation, nous avons une préférence pour une de ces trois actions, de sorte que certaines personnes sont plus enclines à omettre, d'autres à déformer et d'autres à généraliser. Les trois processus comme tels sont utiles, c'est la façon dont nous les appliquons qui peut nous causer des ennuis.

Les personnes portées à omettre davantage sont parfois insensibles à leur corps. En supprimant la douleur et l'inconfort, elles peuvent se pousser trop loin et ne pas tenir compte des avertissements de leur corps. Elles peuvent aussi supprimer l'information concernant les sentiments des autres et passer pour insensibles. Les personnes plus enclines à déformer peuvent manifester une sensibilité excessive à leurs propres sensations au point d'être hypocondriaques. Elles peuvent être très sensibles aux autres et interpréter leurs paroles et leurs actions. Les généralisateurs peuvent se montrer plutôt inflexibles et suivre des règles de conduite rigides en s'attendant à ce que les autres fassent de même. Ils peuvent tenter d'appliquer la solution d'hier à un problème courant et avoir du mal à s'adapter au changement.

Généraliser peut nuire à votre santé

Certaines façons de penser accroissent les risques de maladie. Le docteur Martin Seligman, de l'université de la Pennsylvanie, et ses collègues se sont penchés sur ce qu'ils ont appelé le «style attributif» ou comment nous expliquons ce qui nous arrive[11].

Il existe deux sortes de style attributif. Le premier est le style pessimiste. Ce style n'a rien à voir avec la recherche du malheur mais constitue une manière de l'expliquer quand il arrive. Il comporte trois éléments:

- Les personnes qui appartiennent à cette catégorie se croient responsables de la moindre malchance qui leur arrive. Elles se blâment, omettent certains facteurs extérieurs et généralisent en assumant l'entière responsabilité de l'événement. Par souci de logique, elles simplifient aussi l'événement, ce qui constitue une forme de distorsion.
- Elles ont tendance à croire que la situation durera. Rien ne changera jamais, le monde est stable. Elles généralisent un incident unique en se disant que la vie, désormais, sera toujours comme ça.
- Troisièmement, elles généralisent de nouveau en croyant que l'événement influera sur toutes leurs activités futures.

Ce mode de pensée triplement pessimiste est connu sous le sigle ISG (interne, stable, global) dans la littérature médicale. Il conduit à ce que Seligman appelle la «résignation acquise»: déclarer forfait parce que rien ne semble faire une différence. Il s'agit là d'un modèle fatal qui conduit à la dépression, provoque un sentiment général d'impuissance et accroît le risque de maladie.

Stratégie de dépression — le catastrophisme

La stratégie ci-dessous est connue sous le nom de «catastrophisme»:

- Blâmez-vous. Tout est de votre faute. Le monde extérieur n'est pas en cause. En outre, dites-vous que cela est arrivé à cause de ce que vous êtes (identité) et non de ce que vous avez fait (comportement).

- Songez que la situation ne changera jamais, peu importe ce que vous faites.

- Attendez-vous à ce que la situation influe sur l'ensemble de vos activités.

Si la situation est positive, inversez le procédé:

- Dites-vous qu'il s'agit simplement d'un coup de veine et que cela n'a rien à voir avec vous ou laissez les autres s'attribuer tout le mérite.

- Dites-vous que la situation ne durera pas.

- Attendez-vous à ce qu'elle ait peu ou pas d'influence sur le reste de votre vie.

L'autre style attributif est l'optimisme. Il est externe, instable et spécifique (EIS). Vous accordez leur juste poids aux causes extérieures et ne vous blâmez pas personnellement. Vous voyez les événements dans leur contexte et évitez de les généraliser.

Ni l'optimiste ni le pessimiste ne peuvent prouver qu'ils ont raison. Il s'agit là de deux visions différentes du monde. Si vous avez le choix, choisissez la façon la plus saine: l'optimisme.

La stratégie optimiste

Servez-vous de l'omission, de la distorsion et surtout de la généralisation pour améliorer votre santé. Voyez les événements déplaisants comme:

- Une combinaison de circonstances extérieures associées à votre réaction. Il ne s'agit pas d'un échec, mais d'un message en retour sur votre comportement et non sur la personne que vous êtes.

- Un incident isolé. Pensez à ce que vous auriez pu faire différemment pour éviter de souffrir afin de pouvoir dégager la leçon de l'expérience.

- Un incident spécifique qui aura peu de répercussions, s'il en a, sur vos autres activités.

S'il s'agit d'un événement positif, inversez cette façon de penser:

- Attribuez-vous un certain mérite dans les circonstances.
- Rappelez-vous tous les événements positifs du passé. Celui-ci vient s'ajouter au modèle.
- Trouvez de quelle manière cet incident influera sur votre vie et ce que vous pouvez en apprendre afin d'attirer une fortune similaire dans l'avenir.

Optimiste et santé
L'étude de Harvard

Un certain nombre d'études ont établi un lien entre un mode de pensée optimiste et la santé. L'une d'elles, qui s'échelonna sur trente-cinq ans et fut menée conjointement avec l'étude du développement de l'adulte effectuée à Harvard, portait sur un groupe d'étudiants en santé et réussissant bien qui avaient fréquenté l'université entre 1942 et 1944[12]. Les chercheurs commencèrent par déterminer le niveau habituel d'optimisme ou de pessimisme des étudiants à l'aide d'un questionnaire. Chaque année, les sujets devaient se soumettre à un examen médical approfondi. À mesure qu'ils vieillissaient, leur santé avait tendance à décliner. Toutefois, bien que tous aient joui d'une excellente santé au départ, l'écart entre l'étudiant le plus en santé et l'étudiant le moins en santé alla en s'élargissant avec les années. Sur les 99 sujets, 13 moururent avant l'âge de 60 ans. Les résultats étaient simples et sans équivoque. Dans l'ensemble, les hommes qui, à 25 ans, attribuaient une explication optimiste aux incidents fâcheux étaient en meilleure santé plus tard dans la vie (après 40 ans) que ceux qui les jugeaient avec pessimisme. Les avan-

tages de cette attitude étaient particulièrement notables entre 40 et 45 ans. La santé du groupe pessimiste présentait une nette détérioration qu'aucune autre variable ne pouvait justifier.
Les résultats étaient statistiquement significatifs: ils avaient moins d'une chance sur mille d'être arbitraires. Le lien entre le tabagisme et le cancer des poumons est moins solide statistiquement.

Relation et rapport

Les relations sont une source primordiale de stress dans la vie de la plupart des gens. Entretenir un certain nombre de relations de qualité constitue sans doute la meilleure façon de renforcer votre santé et votre bien-être. Il faut commencer par avoir une bonne relation avec soi-même. Tous les malentendus et conflits auxquels nous nous heurtons extérieurement peuvent aussi surgir en notre for intérieur. L'harmonie qui règne entre les différentes parties de nous-mêmes reflète nos relations avec autrui.

Le rapport — ce lien puissant qui repose sur la confiance et la réceptivité — est le fondement des relations saines. On construit un rapport en se synchronisant à tous les niveaux logiques. On établit un rapport avec soi-même en se synchronisant avec soi-même. Reconnaissez vos sentiments, écoutez votre corps et soyez attentif à votre environnement intérieur. Donnez à votre corps le repos, l'exercice et la nourriture dont il a besoin. Reconnaissez ce que vous faites et êtes capable de faire sans essayer de le changer d'entrée de jeu. Reconnaissez vos valeurs et vos croyances en étant fidèle à ce que vous choisissez de croire et à ce qui vous tient à cœur. Reconnaissez votre identité, la personne que vous êtes, non comme une image fixe, mais comme un être en évolution et en transformation constantes. Cela vous aidera à dépasser votre identité.

Pour créer un rapport avec les autres, synchronisez-vous avec eux à chaque niveau logique. Soutenez leur identité, regardez-les pour ce qu'ils sont et non pour ce que vous croyez qu'ils devraient être. Il est facile de voir les autres comme des ogres ou des icônes puis de réagir aux masques plutôt qu'à l'être humain. Puis synchronisez-vous avec leurs croyances et leurs valeurs. Vous n'avez pas besoin d'être d'accord avec elles, il suffit que vous les reconnaissiez. Troisièmement, synchronisez-vous avec leurs capacités. Respectez leur manière de penser et d'agir. Reconnaissez leurs aptitudes. Vous pouvez vous harmoniser avec leur comportement en vous synchronisant avec leurs gestes et leur voix afin d'établir un rapport puissant avec eux. C'est là un domaine que la PNL a étudié en profondeur et qui est expliqué en détail dans d'autres ouvrages sur la PNL[13].

Un miroir de la relation

Nous aimerions vous fournir un procédé pour explorer tous les types de relations, en particulier celles qui vous causent un stress. Une relation fonctionne dans les deux sens, et parfois nous nous soucions tellement de changer l'autre personne que nous ne voyons pas que notre comportement contribue au problème. Vous pouvez modifier vos réactions. Mais pour ce faire, vous devez jeter un regard neuf sur les choses.

En premier lieu, pensez à la personne avec qui vous éprouvez des difficultés.
Imaginez que vous êtes avec elle. Associez-vous à ce souvenir. Comment qualifieriez-vous son comportement? «Agressif», «passif», «réservé»? Quels sentiments éprouvez-vous à son égard? Est-ce de la colère, de la frustration, de l'impuissance? Il s'agit de vos sentiments face à elle, de votre réaction à elle dans cette relation, lorsque vous adoptez la première position.
À quel niveau logique le conflit se situe-t-il selon vous? Est-il relié au comportement, met-il en question vos croyances ou menace-t-il votre identité?
Puis changez d'état, pensez à autre chose.

Deuxièmement, adoptez la deuxième position. Mettez-vous à la place de la personne.
Si vous vous glissez dans sa peau, que ressentez-vous dans cette relation?
Qu'essayez-vous d'accomplir? Qu'éprouvez-vous à l'égard de la relation?

Changez d'état et revenez à vous-même.

Maintenant, sortez de la relation et mettez-vous à la place d'un observateur détaché, dans la troisième position. Une bonne façon d'y parvenir consiste à imaginer une scène devant vous. Voyez-vous tous les deux sur scène. Voyez ce que fait l'autre personne. Voyez-vous en train de lui répondre.
Remplacez la question «Comment puis-je modifier son comportement?» par «Qu'est-ce qui en moi renforce ou déclenche ce comportement chez elle?»
Pourriez-vous réagir différemment? Comment? Qu'est-ce qui vous pousse à agir comme vous le faites dans cette relation?
Que pourriez-vous changer dans votre comportement afin d'empêcher l'autre personne de réagir comme elle le fait toujours? Quel état affectif constituerait une ressource pour vous dans cette situation?
Peut-être qu'elle aussi cherche une nouvelle façon mais ignore comment sortir de son vieux modèle. Il est très rare qu'une relation soit inconfortable pour un des partenaires seulement.
Comment trouvez-vous vos actions dans cette situation?
Quels conseils vous donneriez-vous dans cette situation?
Votre incapacité d'influencer l'autre personne vous exaspère-t-elle?
Cette exaspération est-elle utile?

Toutes ces questions vous aident à vous placer dans une nouvelle optique, car notre relation avec nous-mêmes reflète très souvent celle que nous établissons avec les autres.

Enfin, gardez en mémoire ce que vous voulez obtenir de cette relation.
Voulez-vous la poursuivre dans sa forme actuelle?
Quels avantages en retirez-vous dans sa forme actuelle?
Quelle sorte de relation positive désirez-vous?
Que pouvez-vous faire pour l'obtenir?

Sujets de réflexion

Un optimiste voit peut-être une lumière là où il n'y en a pas, mais pourquoi le pessimiste se précipite-t-il toujours pour l'éteindre?

Michel de Saint-Pierre

Mon Dieu, donne-nous la grâce d'accepter avec sérénité les choses que nous ne pouvons pas changer, le courage de changer les choses qui devraient l'être et la sagesse de faire la différence entre les deux.

Reinhold Niebuhr

Les paroles chaleureuses sont la musique qui peut le plus profondément atteindre et guérir tous les maux.

Emerson

L'homme qui est pessimiste avant l'âge de quarante-huit ans en sait trop long: s'il est optimiste après cela, il en sait trop peu.

Mark Twain

L'optimiste affirme que nous vivons dans le meilleur des mondes possible et le pessimiste craint que cela ne soit vrai.

James Cabell

Le changement et la douleur font partie de la vie, mais la souffrance est optionnelle.

Anonyme

Chapitre 9

Inquiétude et espoir

En l'absence de toute certitude, il n'y a pas de mal à espérer.
Carl Simonton

L'inquiétude étant source de stress, elle mérite tout un chapitre à elle seule. Quand le malheur frappe, la situation est bien assez déplaisante sans qu'il faille en outre s'inquiéter et l'aggraver encore davantage. Pis encore, nous nous inquiétons souvent de ce qui pourrait arriver, mais n'arrive pas toujours. Nous nous tourmentons d'avance sans raison. La situation est peut-être imaginaire, le stress qu'elle crée est bien réel. L'inquiétude peut chasser le sommeil et provoquer des douleurs lombaires et des troubles gastro-intestinaux comme les flatulences et la colite. Et même lorsque les problèmes sont réels, l'inquiétude ne fait rien pour les résoudre.

On peut se tracasser pour *n'importe quoi.* Les événements peuvent tourner mal d'un nombre incalculable de manières. Plus on possède de biens, plus on a de quoi s'inquiéter. Nous nous tracassons au sujet de nous-mêmes, des êtres qui nous sont chers et surtout de nos enfants. Si cela ne suffit pas, il y a les tourments relatifs au travail et les inquiétudes générales concernant la surpopulation, le réchauffement de la planète et la destruction de la couche d'ozone. S'inquiéter, c'est s'alarmer devant des scénarios futurs négatifs. Son contraire est espérer, soit envisager un avenir positif ou meilleur.

Comme tous les états d'esprit, l'inquiétude possède une structure que la PNL peut étudier. Une fois cette structure connue, il est possible de la modifier.

La structure de l'inquiétude

Voici quelques caractéristiques propres à l'inquiétude:

- Elle donne lieu à beaucoup de réflexion mais à peu d'action. L'inquiétude inhibe l'action. Elle fait de vous un être soit tout à fait responsable soit tout à fait impuissant. La cause et l'effet sont comme les deux extrémités d'une bascule. Il y a une sorte d'inquiétude qui vous jette tout seul à l'extrémité causale. Vous vous sentez entièrement responsable de la situation future, avez l'impression que tout dépend de vos actions et que si les choses tournent mal, vous serez blâmé. L'autre type d'inquiétude est tout aussi inconfortable. Vous vous trouvez à l'extrémité «effet» de la bascule, à la merci des événements qui atterrissent sur l'autre extrémité et vous lancent en l'air, métaphoriquement parlant. Vous avez l'impression d'être à la merci totale des événements. Ce sont là des simplifications. Le monde réel est beaucoup plus compliqué. Nous pouvons influer sur les événements mais notre emprise sur eux n'est pas totale de même qu'ils n'ont pas une emprise totale sur nous.
- L'inquiétude n'est jamais dirigée vers un résultat: elle *s'éloigne* des événements indésirables. Pour vous éloigner, vous devez créer les conséquences fâcheuses dont vous voulez vous éloigner. Vous imaginez donc que tout ce qui pourrait mal tourner tournera mal, en général avec un souci fâcheux du détail. Réfléchir au résultat est le contraire de s'inquiéter, parce qu'en vous rapprochant d'un but, vous élaborez un plan d'action et privez ainsi l'inquiétude de son pouvoir.
- Nul ne mettra un frein à vos inquiétudes. L'inquiétude tourne en rond. S'inquiéter c'est comme être coincé dans un dessin d'Escher: vous perdez toute perspective et vous retrouvez au bas de la spirale au moment même où vous espériez en émerger au sommet. L'inquiétude est formée d'une boucle à l'intérieur d'une autre boucle. Les boucles ne sont jamais complètes, elles sont formées d'événements imaginaires de sorte qu'elles ne peuvent être résolues parce que toute

nouvelle possibilité vous ramène au début d'une nouvelle boucle. La seule façon de s'en sortir consiste à faire quelque chose dans le monde réel: vous renseigner, donner un coup de fil, parler à d'autres personnes pour obtenir différents points de vue.

L'inquiétude est une stratégie, une séquence de pensées et de comportements, qui se déroule souvent de façon automatique.

La séquence commence habituellement par un murmure interne: «Et si tel événement se produisait?» Ensuite, nous nous représentons mentalement les possibilités désagréables. Les images sont construites et rapprochées, changeantes et associées, comme si l'événement se produisait en ce moment même plutôt que sur une ligne du temps future. En regardant ces images, nous éprouvons un malaise — comme si les événements étaient en train de se dérouler vraiment.

La PNL a trouvé une manière abrégée d'exprimer différents modes de pensée:

Le dialogue interne est désigné par les lettres D^i_a signifiant dialogue interne auditif.

Les images construites sont désignées par les lettres V^i_c (visuelles internes construites).

Les sentiments sont désignés par K^i (kinesthésiques internes).

Structure de l'inquiétude

Événement déclencheur

Dialogue interne (D^i_a):
«Et si tel événement se produisait?»

Images construites, associées et changeantes des événements fâcheux (V^i_c)

Émotions négatives (K^i)

Poursuite du dialogue interne

Briser la spirale de l'inquiétude

L'inquiétude ne mène nulle part, alors comment y mettre un terme?

Vous devez d'abord connaître votre propre stratégie d'inquiétude. Celle-ci vous est sans doute très familière, sorte de version améliorée de la stratégie de base.

Pour sortir de la spirale, vous devez d'abord vous rendre compte que vous en êtes prisonnier. Cela veut dire que vous devez sauter à l'extérieur et vous en dissocier. Voyez-la telle qu'elle est vraiment: une séquence de pensées qui ne mènent nulle part.

Une fois que vous en êtes sorti, voyez-la dans toute sa familiarité assommante et changez d'état. Prenez conscience de votre corps dans le moment présent. Comment se sent-il? Notez que cette conscience de votre corps modifie votre état.

Maintenant, demandez-vous: «Qu'est-ce qui doit être vrai pour que mon scénario soit réaliste? Ai-je des preuves qu'il se produira vraiment?» Souvent, on découvre qu'une série tout entière de circonstances hautement improbables doivent se combiner pour provoquer l'événement redouté. Votre scénario lugubre a autant de chances de se réaliser que vous en avez d'être frappé par la foudre après avoir gagné à la loterie.

Quelle intention positive recèle votre inquiétude? Quel objectif important tentez-vous d'atteindre? Vous préparer à des événements fâcheux. Cela est important, mais s'inquiéter n'est pas la meilleure façon de s'y prendre. Votre inquiétude cherche peut-être aussi à attirer votre attention sur un problème que vous avez évité jusque-là mais qui doit être résolu.

Servez-vous de vos découvertes pour modifier la question à l'origine de votre inquiétude. Remplacez «Et si tel événement se produisait?» par «Que ferai-je si tel événement se produit?» Ce changement d'attitude a un triple effet:

- Il repousse l'événement dans l'avenir.
- Il vous en dissocie.
- Il détourne votre attention de l'événement pour l'orienter vers vos actions.

Vous pouvez maintenant planifier vos actes sans être prisonnier de votre scénario et de toutes les émotions négatives qui l'accompagnent. Demandez-vous s'il a des chances de se réaliser. Avez-vous besoin d'élaborer un plan d'action maintenant ou l'événement est-il si improbable que vous pouvez vous efforcer de l'ignorer? Peut-être que vous pouvez vous fier à votre compétence pour agir du mieux possible le moment venu.

Si vous décidez qu'il vous faut un plan maintenant, demandez-vous quel résultat vous visez. Fixez-vous un objectif. Élaborez des films mentaux de ce que vous pourriez faire et demeurez dissocié, à l'extérieur. Examinez plusieurs possibilités et choisissez celle qui vous procure le plus grand bien-être. Associez-vous à ce film et repassez-le mentalement. Si vous vous sentez bien, vous avez votre plan. Si vous voulez disposer de deux ou trois choix, repassez mentalement quelques films qui vous satisfont. Puis changez d'état, revenez à un état physique de ressource et faites autre chose.

Savez-vous quels sont vos moments favoris pour vous inquiéter? Vous avez peut-être pris l'habitude de le faire à certains moments de la journée. Le dimanche soir, par exemple. Les instants qui précèdent le sommeil sont des moments de prédilection; en effet, l'inquiétude peut s'emparer de votre esprit plus facilement lorsque votre vigilance se relâche. Si vous avez un problème à régler, repoussez sa résolution au lendemain. Respectez votre promesse sinon votre inquiétude reviendra avec une force décuplée le lendemain soir.

Stratégie pour briser la spirale de l'inquiétude

1. Dialogue interne (D^i_a): «Que ferai-je si tel événement se produit?»

↓

2. Créez des images construites, dissociées et changeantes (V^i_c) d'un certain nombre de possibilités.

↓

3. Choisissez-en une qui provoque des sentiments positifs en vous (K^i).

↓

4. Repassez mentalement votre plan; voyez-vous en train d'agir et d'atteindre le résultat désiré en projetant des images visuelles, construites, associées et changeantes (V^i_c).

5. Remarquez que ces images vous remplissent d'aise (K^i). Revenez à l'étape 2 si vous voulez disposer d'un plus grand nombre de choix.

↓

6. Changez d'état.

Supposons que vous suivez cette séquence et qu'il semble que vous ne puissiez rien faire. Alors c'est que vous ne pouvez rien faire. Acceptez la situation telle qu'elle est pour l'instant. Elle peut changer. On ne peut pas prévoir l'avenir. Peut-être avez-vous besoin d'informations additionnelles. Si c'est le cas, demandez-vous où les obtenir. La question la plus extrême serait la suivante: «Et si je mourais?» S'il s'agit là d'une possibilité réelle, vous avez le choix de vous préparer à mourir aussi bien que possible. Nous aborderons ce sujet au chapitre 12.

Se dénigrer

L'inquiétude est généralement amorcée par un dialogue interne. Un dialogue abondant est peu utile et quelquefois stressant. Parfois, nous ne parlerions même pas aux autres comme nous nous parlons à nous-mêmes. Toutes nos croyances et présuppositions limitatives surgissent dans notre dialogue interne.

Quand nous monologuons avec nous-mêmes, nous employons des mots tout comme si nous nous adressions à quelqu'un d'autre. Toutefois, nous oublions parfois que le langage est une façon de représenter l'expérience et non l'expérience comme telle. L'un des premiers modèles de PNL élaborés par Richard Bandler et John Grinder en 1975 est connu sous le nom de métamodèle et comprend une série de questions clés visant à mettre à jour les effets trompeurs possibles du langage[1]. Ces questions sont excellentes pour clarifier la communication. Nous utilisons certaines d'entre elles ici pour explorer les propos que vous vous tenez à vous-même.

Nous savons que nos pensées exercent un effet réel sur notre système nerveux. Nous croyons que votre système immunitaire écoute secrètement lorsque vous dialoguez avec vous-même. Il obéit peut-être même à vos suggestions à votre insu. C'est pourquoi faire le ménage de votre dialogue interne pourrait avoir un effet bénéfique sur votre état intérieur et sur la robustesse de votre système immunitaire.

La première étape consiste à prendre conscience de votre dialogue intérieur. La plupart des gens entendent une voix intérieure; chez certains, cette voix est forte et insistante tandis que chez d'autres, elle est à peine audible. Avez-vous déjà remarqué de quelle direction provient cette voix? Quelle est son intonation? Est-elle agréable à écouter? À qui appartient-elle? À vous? Si elle appartient à quelqu'un d'autre, lui avez-vous permis de s'immiscer dans votre esprit? Il est stressant de se faire houspiller et blâmer par une voix extérieure — de même que par une voix intérieure.

Votre voix intérieure établit-elle des comparaisons? Celles-ci sont formulées dans des termes comme «mieux», «meilleur», «pire», «plus», «moins». Voyez si des comparaisons démotivantes et irréalistes sont présentes dans votre esprit. Quand vous vous entendez comparer ce que vous avez fait (comportement) ou la sorte de personne que vous êtes (identité), assurez-vous de connaître le fondement de cette comparaison. Par exemple: «J'ai mal agi.» La meilleure question à se poser est la suivante: «Comparé à quoi? À ce que vous auriez pu faire de mieux? À votre idéal? À un expert?» Les comparaisons irréalistes sont démoralisantes mais vous devez d'abord vous rendre compte qu'elles sont irréalistes. Pour vous motiver, comparez le point où vous êtes rendu avec un avenir inspirant et non avec d'autres personnes. Pour évaluer vos progrès, comparez ce que vous êtes devenu avec ce que vous étiez autrefois.

Nous avons vu comment généraliser peut engendrer un stress. Vous savez que vous généralisez quand vous employez des mots comme «toujours», «jamais», «tous» et «chaque». Ces mots sont connus comme des «quantifieurs universels». Ils laissent supposer qu'il n'y a pas d'exception à la règle. Voici quelques exemples: «Je ne pourrais jamais faire cela», «J'attrape toujours un rhume à Noël», «Tout le monde va se moquer de moi». Une fois qu'on l'a inscrit noir sur blanc, la faille de ce raisonnement saute aux yeux. Rien ne peut être aussi absolu, il y a toujours des exceptions. Rappelez-vous-les. Si vous n'en trouvez vraiment aucune, êtes-vous satisfait de cet état de choses? Si ce n'est pas le cas, prenez la décision de créer une exception à la première occasion.

Il se peut en outre que votre voix intérieure fixe des règles et porte des jugements. Souvent nos jugements ne sont pas fondés. Les médecins arborent un air d'autorité et ils en savent long sur les maladies dans l'abstrait, mais vous êtes le seul expert en ce qui concerne votre expérience subjective. Lorsque vous vous surprenez en train de vous dire ce que vous devriez et ne devriez pas faire, demandez-vous: «Pourquoi?» «Qui me l'ordonne?»

Nous nous imposons des règles avec des mots comme «devrais», «ne devrais pas», «dois», «peux» et «ne peux pas» Ces expressions sont des «opérateurs modaux» en linguistique. Soyez-y particulièrement attentif dans votre dialogue interne. En grandissant, nous sommes bombardés par les opérateurs modaux de nos parents et de nos professeurs. C'est à travers eux surtout que nous nous fixons des limites. Toutefois, ces limites peuvent être désuètes ou nous restreindre de façon excessive. Lorsque vous vous entendez dire «je devrais», «je dois» ou «il faut que je fasse telle chose», arrêtez-vous et demandez-vous: «Et si je ne le faisais pas?» et explorez les conséquences de ce choix. Vous avez peut-être une bonne raison d'agir de la sorte, mais peut-être n'en avez-vous pas non plus. Vous n'êtes pas tenu d'obéir aveuglément. Une autre possibilité consiste à remplacer chaque «devrais» que vous relevez dans votre dialogue intérieur par «peux». Ainsi «je dois me rétablir» devient «je peux me rétablir». «Je peux» est dynamisant — vous pouvez le faire, le voulez-vous?

Abordez de façon similaire les «ne devrais pas» et «ne dois pas». Demandez-vous «Que se passerait-il si je le faisais?» et explorez les conséquences. Chaque fois que vous vous entendez dire «je ne peux pas» intérieurement, demandez-vous aussitôt «Qu'est-ce qui m'en empêche?» Vous avez peut-être une bonne raison, mais il peut s'agir aussi d'une croyance limitative. En la renversant grâce à cette question, vous avez une chance de découvrir des blocages que vous pourrez surmonter. Les opérateurs modaux recèlent souvent des croyances et des suppositions concernant la santé et la maladie. Après les avoir analysés, demandez-vous quelles croyances les sous-tendent.

Nous avons déjà abordé en détail la question des noms abstraits (nominalisations) (voir pages 149 à 151). Tout problème médical est décrit au moyen d'une nominalisation. Les nominalisations sont figées dans le temps, on ne peut pas les changer. Mais que se passe-t-il au juste? Transformez-les en processus. Découvrez ce qui se passe vraiment dans votre corps. Aussi grave que soit une maladie, il faut d'abord la dénominaliser pour pouvoir exercer une certaine emprise sur elle.

Enfin, traquez tout signe d'autocritique dans votre dialogue intérieur. En vous blâmant, vous endossez l'entière responsabilité de la situation et supposez que vous avez causé l'effet. Nous savons que la loi de la cause et de l'effet ne peut s'appliquer de manière aussi simpliste aux affaires humaines, mais la langue française ne fait pas cette distinction. Nous employons la même formule pour dire «Il m'a mis en colère» et «Il a cassé le verre». Quand vous dites «Elle m'a rendu malade», vous abdiquez votre pouvoir sur votre santé en faveur d'une autre personne. Si vous vous surprenez en train d'attribuer votre état affectif à des personnes ou à des circonstances extérieures, demandez-vous: «Comment au juste ceci me rend-il...?» Sous-entendu: «De quelle façon est-ce que je crée mon état affectif ou ma maladie au juste?» Tant que vous en cherchez la cause à l'extérieur de vous-même, vous ne faites qu'endurer l'effet et avez très peu de pouvoir sur votre état.

Voici quelques exemples de la façon dont vous pouvez analyser votre dialogue intérieur:

«Je devrais faire de l'exercice plus souvent.»
Que se passerait-il si je ne le faisais pas?

«Je ne peux pas cesser de fumer.»
Qu'est-ce qui m'en empêche?

«Je n'arrive pas à trouver le temps de prendre de l'exercice.»
Pourquoi pas?

«Je devrais être en meilleure santé.»
Comparé à quoi ou à qui?

«Je ne dois pas demander d'aide.»
Et si j'en demandais?

«Il me cause un stress.»
Comment s'y prend-il au juste?

«Je souffre du diabète.»
Quels phénomènes précis regroupés sous l'appellation «diabète» se produisent-ils dans mon corps?

Une boîte de Pandore

Connaissez-vous le mythe grec de la boîte de Pandore? Pandore, la première femme, reçut une boîte avec l'interdiction de l'ouvrir sans qu'on lui dise pourquoi. Elle menait une vie idyllique, comme dans le mythe parallèle du jardin d'Éden. Toutefois, ici encore l'attrait du fruit défendu était trop puissant, et Pandore ouvrit la boîte. En sortirent alors tous les démons de la terre sous la forme d'insectes piqueurs. Ils se ruèrent hors de la boîte, piquèrent Pandore et se répandirent avec jubilation dans l'univers comme une foule de génies malveillants. Une seule créature restait dans la boîte: l'espoir. Celle-ci dut supplier Pandore de la laisser sortir, car Pandore craignait d'ouvrir la boîte une seconde fois. Quand elle se résolut à l'ouvrir, l'espoir la consola.

Ce mythe est empreint de signification. Il nous dit entre autres qu'il y a toujours de l'espoir. L'espoir est le contraire de l'inquiétude et de la dépression; il renferme la promesse d'un avenir meilleur. Le «faux espoir» est une contradiction. Tout espoir est réel s'il vous pousse à accomplir des actions qui finiront par concrétiser dans le présent le futur que vous souhaitez.

L'espoir est dénué de sens sauf s'il inspire l'action. Il n'est pas un prétexte pour attendre passivement que les choses s'améliorent mais une inspiration à créer un avenir qui en vaut la peine.

Sachez ce que voulez

Les gens voient souvent l'espoir comme une commodité ou une chose. Ne dit-on pas «conserver un espoir»? Or, espérer, c'est aussi une action. Quand nous espérons, nous imaginons un avenir meilleur. Quel avenir souhaitons-nous? Quelles améliorations doit-il apporter? Un avenir meilleur est une chose que l'on crée pour soi, d'abord dans sa tête puis dans la réalité. La première étape correspond au premier pilier de la PNL: sachez ce que vous voulez. Autrement dit: créez ce que vous voulez.

En vous posant la question: «Qu'est-ce que je veux?», vous engendrez des objectifs qui vous feront progresser vers un état désiré.

Au lieu de cela, nous nous demandons souvent: «Quel est le problème?» Cette question concentre notre attention sur ce qui ne va pas dans le présent et ne nous fait pas avancer. En fait, elle peut même nous ramener dans le passé si elle est suivie de questions telles que: «Pourquoi suis-je aux prises avec ce problème?» «Comment me limite-t-il?» et «À qui la faute?»

Aucune de ces questions n'est particulièrement utile. Elles ne font rien pour créer un avenir meilleur ou encourager l'espoir. Si l'on veut modifier le présent, il ne suffit pas d'explorer la préhistoire du problème. Blâmer n'est d'aucune utilité non plus. Le blâme est un cocktail déplaisant de culpabilité et de responsabilité que l'on boit ou offre aux autres. Il est fondé, lui aussi, sur une idée simpliste de la relation de cause à effet.

Vous créez votre avenir à travers vos actions d'aujourd'hui. Réfléchir à ce que l'on veut — à ses objectifs — est la clé qui permet de bâtir l'avenir que l'on souhaite vraiment.

Lorsque vous réfléchissez à vos objectifs en ce qui a trait à la santé ou à d'autres aspects de votre vie, voici quelques règles utiles à garder en mémoire:

- *Formulez votre objectif en termes positifs.*
  Rapprochez-vous d'un futur désiré au lieu de vous éloigner d'un présent indésirable. Il y a une différence entre les deux. En vous rapprochant de l'avenir que vous souhaitez, vous vous éloignez aussitôt des limitations du présent. Par contre, si vous ne faites que vous éloigner du présent, vous pourriez aboutir n'importe où. Votre situation pourrait empirer. Tout ce que vous savez, c'est qu'elle sera différente. Il existe deux objectifs populaires en matière de santé: cesser de fumer et perdre du poids. L'une des raisons pour lesquelles ils sont si difficiles à atteindre, c'est que tous deux sont formulés d'une manière négative. Tout objectif contenant les mots «cesser», «perdre» ou «diminuer» est négatif. Si vous pensez à perdre du poids, votre attention se porte aussitôt sur ce que vous avez maintenant: un excès de poids. La pensée de tous les biscuits et sucreries dont vous devriez vous priver attire votre attention sur ces délicieuses friandises. Pas étonnant que ce soit si difficile, vous vous concentrez sans cesse sur ce que vous

avez. Intégrez la perte de poids à un objectif plus vaste relié à la santé.

Pour changer un objectif négatif en un positif, demandez-vous: «Que m'apporterait l'accomplissement de cet objectif?» ou «Qu'est-ce que je veux à la place?» Par exemple, «cesser de fumer» peut devenir «avoir des poumons sains», «être en meilleure santé», «jouir d'une meilleure forme physique» ou «avoir plus d'argent».

- *Fixez-vous des objectifs aussi précis que possible et sachez clairement ce qui se trouve dans votre zone d'influence.*
  Fixez une échéance à l'accomplissement de vos objectifs — à quelle date devrez-vous les avoir atteints?
  Où voulez-vous les atteindre et avec qui?
  Que comptez-vous faire pour les atteindre?
  Le fait de compter sur d'autres pour tout faire à votre place ou espérer que le monde vous servira votre objectif sur un plateau d'argent sans que vous ayez à lever le petit doigt est la sorte d'espoir passif qui ne mène pas à grand-chose.
  Sur quoi exercez-vous une influence directe et pour quels aspects aurez-vous besoin de l'aide des autres?
  Comment les persuaderez-vous de vous aider?

- *De quelles ressources disposez-vous pour atteindre vos objectifs?*
  Les ressources revêtent différentes formes. Il peut s'agir de personnes qui vous aideront, de biens, d'argent, de modèles de rôles. Ou encore de qualités personnelles comme la persévérance et l'intelligence.
  Les modèles de rôle sont des ressources: si vous connaissez quelqu'un qui a accompli une chose que vous voulez vous-même accomplir, trouvez comment il s'y est pris. S'il y est parvenu, pourquoi pas vous?

- *Comment saurez-vous que vous avez atteint votre objectif?*
  Que verrez-vous au juste?
  Qu'entendrez-vous au juste?
  Que ressentirez-vous au juste?
  Que goûterez-vous et sentirez-vous?

Quelle sera l'ultime preuve que vous avez réussi?
Assurez-vous de pouvoir percevoir cette preuve à travers vos sens.
Par exemple, voici des preuves que votre santé s'est améliorée: vous avez un tour de taille de quatre-vingts cm, vous vous réveillez l'esprit alerte et en respirant aisément au lieu de tousser, vous avez perdu quatre kilos, votre teint s'est éclairci, votre sens du goût s'est affiné, vous riez au moins six fois par jour et un ami au moins a affirmé que vous aviez meilleure mine qu'avant.
Faites confiance à vos sens. En pensant à ce que vous verrez, entendrez et ressentirez une fois votre objectif atteint, vous créez des images et des sons qui concrétisent l'avenir. Ils deviennent ainsi une source de motivation car pour votre cerveau, ils sont réels.

- *Lorsque vous aurez établi votre objectif, vous devrez peut-être le fractionner en objectifs moins importants afin de pouvoir le réaliser.*
  Par exemple, si vous visez une meilleure santé, mieux vaut peut-être diviser cet objectif en plusieurs éléments: vous nourrir plus sainement, élaborer un programme d'exercice, prévoir un moment de détente chaque jour, passer plus de temps avec ceux que vous aimez et vous renseigner sur un type de médecine d'appoint qui vous attire.

- *Réfléchissez aux répercussions profondes qu'entraînera la réalisation de votre objectif.*
  Les objectifs reliés à la santé touchent de nombreux aspects de votre vie. Ils peuvent même transformer votre identité. Ils peuvent vous pousser à déménager, à renouveler votre garde-robe, à nouer de nouvelles relations, à dépenser, à modifier vos habitudes alimentaires et à vous lever plus tôt le matin. Ce qui vous paraît bien peut susciter des conflits avec les autres. Placez-vous dans la deuxième position avec les personnes clés de votre vie.
  Comment seront-elles touchées?
  Que penseront-elles en vous voyant atteindre votre objectif?
  En quoi leur comportement changera-t-il vis-à-vis de vous?
  Que pourrait-il arriver d'autre?

Que pourriez-vous devoir sacrifier? Songez au temps, à l'argent et à l'effort, tant mental que physique, que vous devrez investir dans votre projet. Le jeu en vaut-il la chandelle?
Quels avantages tirez-vous de votre situation actuelle? Il y en a certainement, sinon vous n'en seriez pas là. Assurez-vous de conserver ces avantages ou trouvez une meilleure façon de les obtenir dans le futur.

- *Enfin, et c'est le point le plus important, êtes-vous congruent à propos de cet objectif?*
  Exprime-t-il votre nature profonde? Recherchez tout signe d'incongruence et modifiez votre objectif s'il y a lieu en le réduisant ou en analysant plus attentivement sa portée. Lorsque vous serez certain qu'il est en harmonie avec votre sens du soi, élaborez un plan d'action.

Liste de contrôle

Votre objectif est-il formulé de façon positive, en ce qu'il vous rapproche de ce que vous voulez plutôt que de vous éloigner de ce que vous ne voulez pas?

Est-il précis et simple?

Est-il limité dans le temps?

Avez-vous défini où, quand et avec qui vous voulez l'atteindre?

De quelles ressources (biens, qualités personnelles, personnes et modèles de rôle) disposez-vous?

Comment saurez-vous que vous l'avez atteint?

Que verrez-vous, entendrez-vous, sentirez-vous?

Quelles conséquences plus générales découleront de la réalisation de votre objectif?

À quoi devrez-vous renoncer?

De quelle façon les autres seront-ils touchés?

Quelle somme d'argent et d'effort mental et physique exigera-t-il de vous?

Le jeu en vaut-il la chandelle?

Comment pouvez-vous intégrer les éléments positifs de votre situation actuelle à cet objectif?

Votre objectif vous ressemble-t-il?

Passez à l'action!

Un avenir irrésistible

Vous pouvez maintenant vous bâtir un avenir irrésistible en plaçant vos objectifs sur votre ligne du temps. Ce processus a été élaboré à partir des idées de John Grinder, Richard Bandler et Tad James. Vous pouvez l'utiliser pour placer des objectifs précis dans votre avenir ou d'une façon plus générale.

Tout d'abord, trouvez des objectifs relevant des domaines ci-dessous:

- physique
- professionnel
- social
- affectif
- spirituel

Il s'agit de votre vie. Si vous n'avez pas encore déterminé vos objectifs dans ces domaines, mettez-vous à l'œuvre sur-le-champ!

Si vous n'avez pas encore d'objectifs précis, imaginez comment vous voulez être. Quels attributs voulez-vous posséder?

Imaginez une ligne du temps qui va du passé au futur. Vous pouvez faire cet exercice mentalement ou utiliser le plancher pour arpenter votre ligne du temps du passé jusqu'à l'avenir. Optez pour la méthode qui rend le processus plus réel et plus immédiat à vos yeux.
Choisissez un point sur votre ligne du temps pour représenter le présent. (1)
Sur votre ligne du temps toujours, reculez dans le passé d'une distance égale à celle qui sépare votre présent des objectifs que vous avez établis pour l'avenir. Si vous espérez vous créer un avenir irrésistible dans cinq ans, reculez de cinq ans dans le passé. (2)
Regardez devant vous le point que vous avez marqué comme «maintenant». Ce «maintenant» est le résultat de toutes les actions que vous avez accomplies dans le passé.

Créer un futur irrésistible

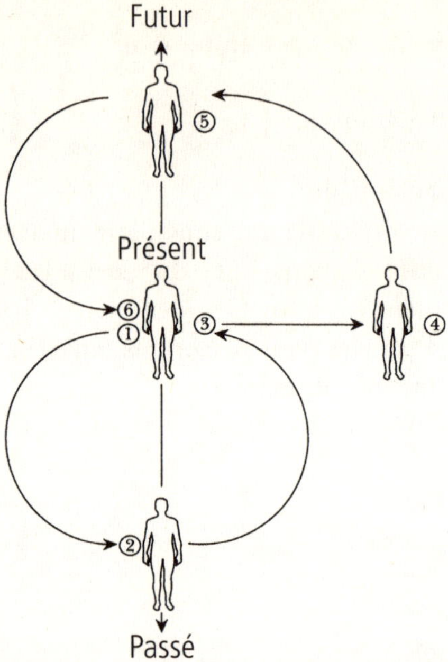

Avancez jusqu'à ce point et ressentez tous les changements survenus en vous durant cette période. Certaines expériences clés vous reviendront peut-être à la mémoire. (3)

Sortez de votre ligne du temps (4) et créez une image dissociée de vous-même en train de réaliser votre objectif dans l'avenir. Voyez-vous comme vous souhaitez être. Ajoutez des sons et des voix. Maintenant, associez-vous à cette image.

Que ressentez-vous?

Corrigez les submodalités de l'image: agrandissez-la, rendez-la plus brillante et plus colorée jusqu'à ce que vous en soyez totalement satisfait. Jouez avec les submodalités auditives.

Une fois entièrement satisfait, sortez de l'image et dissociez-vous-en. Déplacez l'image sur votre ligne du temps jusqu'au moment de l'avenir où vous voulez atteindre cet objectif. Placez cette image dissociée sur votre ligne du temps. (5)

Maintenant, regardez vers le présent depuis cette position future.
Quelles étapes devrez-vous suivre pour concrétiser ce futur?
Quels obstacles sont susceptibles de vous arrêter et comment pouvez-vous les contourner?
Que doit-il se passer entre le moment présent et le futur?
Remarquez les étapes que vous devrez suivre et leur séquence.
Revenez au présent. (6)

Vous aurez sans doute compris que vous devrez atteindre un certain nombre d'objectifs précis pour arriver là où vous voulez aller.

Ayez toujours des objectifs en perspective. Si vous en manquez, créez-en de nouveaux. Si ceux que vous visez ont perdu leur attrait, inventez-en d'autres. Ayez toujours un rêve au-delà du rêve que vous vivez.

Sujets de réflexion

L'amour est la principale raison de guérir.

Paracelse

Le chaos est le prétexte le plus sexy jamais inventé pour paresser.

Bruce Sterling

L'espoir est un bon déjeuner mais un mauvais dîner.

Francis Bacon

Il y a deux tragédies dans la vie. La première, c'est de ne pas obtenir ce que son cœur désire. La seconde, c'est de l'obtenir.

George Bernard Shaw

Chapitre 10

Douleur et plaisir

Il n'y a pas d'autre remède à la naissance
et à la mort que de jouir de ce qui les sépare.
George Santayana

Le chapitre que voici porte sur l'importance d'être attentif à ce que l'on vit. Il s'agit là du message le plus important de ce livre. Prêter attention à soi-même est le fondement de l'estime de soi. Cela non seulement dilate le sens du soi, mais, en outre, est crucial pour la santé.

Notre corps nous renseigne à chaque instant sur notre état. Nous avons tendance à organiser notre expérience de trois manières différentes: nous recherchons le plaisir; évitons la douleur; et tolérons ou tâchons d'ignorer tous les états intermédiaires. La douleur est un signal inconfortable. Lorsqu'on a mal, on se sent extrêmement seul, isolé, prisonnier de son corps. La sympathie humaine rend la douleur plus tolérable et rompt notre isolement. Le fait d'être attentif à son expérience de la douleur constitue un pas vers son soulagement et sa prise en charge. Le plaisir est un feedback très recherché. Nos sens sont la porte d'entrée du plaisir physique. Le plaisir est une facette de la santé. Il nous sort de nous-mêmes. Si dans la douleur nous nous replions sur nous-mêmes, dans le plaisir nous nous ouvrons, partageons ce que nous sommes, nous relions à nous-mêmes, à autrui et au monde extérieur.

Nous passons une grande partie de notre vie entre les deux à effleurer la surface de notre expérience, et, parce que nous prêtons souvent une attention distraite à ce que nous ressentons dans le moment présent, nous nous privons du plaisir d'être. Cela nous pousse à rechercher un nombre encore plus grand de distractions qui attirent notre attention vers l'extérieur. Nous ratons ce qui est, en faveur de ce qui pourrait être ou a été. Le présent est tout ce que nous avons, c'est le seul moment où nous pouvons vraiment ressentir du plaisir, mais nous lui accordons très peu d'attention.

La douleur

Il existe de nombreuses formes de douleurs, tant physiques qu'émotionnelles. Nous nous concentrerons ici sur la douleur physique, encore que tout ce que nous dirons puisse aussi s'appliquer à la douleur émotionnelle.

La douleur est réelle quoique difficile à définir. Elle est subjective: seule la personne qui souffre peut la décrire même si notre vocabulaire est bien pauvre compte tenu de son importance. Il n'existe pas d'instrument médical magique qui permettrait au médecin de déterminer objectivement notre degré de souffrance, mais la douleur imaginaire n'existe pas. La douleur est toujours réelle pour celui qui souffre. C'est vous qui décidez ce qu'est une vraie douleur pour vous. On néglige souvent la douleur des enfants en particulier. Les enfants sont peut-être plus petits que les adultes, mais leur douleur n'est pas plus petite pour eux. Elle est peut-être même plus grande en raison de la peur et de la confusion qu'elle entraîne. Le soulagement de la douleur n'est pas un luxe et il est très important de croire ce que disent les gens à propos de leur douleur.

Certaines parties de notre corps sont sensibles, nous pouvons y localiser la douleur avec précision. Certains signes ou causes de douleur, comme le sang ou une fracture, peuvent être visibles même si la douleur ne l'est pas. Une blessure subie dans une région contenant peu de récepteurs de la douleur sera ressentie ailleurs; on dit alors que la douleur est «projetée». Les organes internes possèdent peu de récepteurs de la douleur; ainsi, dans les premiers stades d'une crise cardiaque, la douleur est ressentie dans le bras gauche.

Il est probable que tout le monde possède le même seuil de douleur, mais non la même tolérance à la douleur. Les états comme la peur, la détresse et la confusion aggravent la douleur physique. Un mal de dent est très douloureux, mais nous en connaissons la cause et le remède. Nous savons que la douleur finira par partir et cela la rend plus facile à supporter. L'enfantement est douloureux mais il est aussi une source de grande joie et a un but qui rend la douleur supportable. La douleur est pire quand elle est inexpliquée; l'incertitude est éprouvante. Lorsque l'on ignore quoi faire ou comment soulager une douleur, on se sent désarmé. Une douleur thoracique insistante et inexpliquée peut être plus difficile à endurer qu'un mal de dent en raison de l'inquiétude qu'elle engendre.

La douleur aiguë est soudaine, intense et de courte durée. Soit elle disparaît d'elle-même soit nous prenons des mesures pour la chasser. La douleur chronique est plus difficile à supporter. Elle entraîne de grandes souffrances et peut détruire la qualité de la vie et engendrer la dépression et la détresse.

La douleur, un message de retour

La douleur mérite notre attention et notre respect. Elle est un signal, un message en retour de notre corps, qui indique que quelque chose ne va pas et qu'on doit s'en occuper. Nous parlons ici des maux et symptômes normaux et aigus que la plupart des gens ressentent au cours de leur vie. La douleur grave, chronique peut nécessiter un traitement médical et une chimiothérapie, encore que l'on puisse faire beaucoup pour compléter celle-ci. Le traitement de la douleur chronique est un domaine de la médecine qui évolue très rapidement. On a conçu des méthodes permettant aux patients de contrôler leurs analgésiques, reconnaissant ainsi enfin que les doses normalisées ne conviennent pas à tout le monde.

Il faut comprendre que la douleur est une partie inéluctable et essentielle de la vie. Sans elle, il nous faudrait consciemment prêter attention à nos moindres gestes au cas où nous nous blesserions, ce qui nous rendrait la vie impossible. En effet, si nous n'éprouvions aucune douleur au contact de la flamme, nous risquerions de nous blesser gravement. La douleur arrête notre geste. Souvent, nos réflexes sont si rapides qu'ils précèdent la pensée. La douleur nous force à agir. La douleur d'un appendice enflammé nous pousse à chercher de l'aide pour éviter la mort. Il ne faudrait pas que sur un simple souhait, on puisse faire disparaître le signal douloureux. La douleur est un signe de santé. C'est votre corps qui vous dit: «Je suis en vie!» C'est seulement lorsque la douleur est constante et qu'on ne peut rien faire pour la soulager qu'elle cesse d'être une amie pour devenir un problème.

Les médicaments

Dans notre esprit, le soulagement de la douleur est associé aux médicaments. Même les endorphines, ces substances que nous produisons naturellement pour soulager la douleur, sont les «analgésiques naturels du corps». Les endorphines fonctionnent en occupant les sites où se trouvent les récepteurs afin d'empêcher les neurotransmetteurs de transmettre au cerveau le signal de la douleur. La cocaïne agit de la même façon.

La publicité sur les médicaments vante leurs qualités «antidouleur». La médecine encourage donc l'approche de la suppression de la douleur et nous invite à prendre une pilule au premier élancement.

Les médicaments occupent certes une place importante dans le traitement de la douleur et il existe sur le marché des douzaines de médicaments sans danger et efficaces. Pourquoi ne pas les utiliser? En réalité, moins vous consommez d'analgésiques, mieux c'est pour bien des raisons. Premièrement, en vous fiant sur ces médicaments, vous négligez vos ressources internes. Au lieu de penser que vous n'avez aucune influence et devez chercher un soulagement à l'extérieur, explorez votre propre pouvoir.

Deuxièmement, plus on en prend, plus on s'y habitue et moins ils sont efficaces. Moins vous en prendrez, plus ils seront efficaces quand vous en aurez vraiment besoin.

Troisièmement, la douleur est un messager, un symptôme et non une cause. Il est important d'entendre et de comprendre ce que la douleur essaie de nous dire avant de tuer le messager. En prenant un analgésique, vous supprimerez peut-être la douleur, mais sa cause demeurera intacte. Une fois la douleur disparue, vous risquez fort de continuer à faire la chose même qui l'engendre, sauf que vous ne vous en rendrez pas compte. Accepteriez-vous d'anesthésier votre main pour pouvoir la laisser plus longtemps dans le feu?

Prenons un autre exemple. Les allergies et la tension musculaire sont des causes courantes de mal de tête. Une aspirine chassera le mal, mais elle ne fera rien pour guérir votre allergie ou corriger la situation stressante qui vous donne mal à la tête. Vous risquez de souffrir de maux de tête encore plus violents jusqu'à ce que l'aspirine ne fasse plus aucun effet.

On pourrait citer aussi en exemple l'utilisation continue de stéroïdes pour réduire l'inflammation et la douleur musculaires ou la tendinite, surtout chez les sportifs. Les stéroïdes sont des drogues puissantes lorsqu'elles s'allient au cortisol, une hormone produite naturellement en cas de stress. Ils inhibent le système immunitaire et peuvent entraîner de graves effets secondaires. La douleur indique que le muscle est blessé et doit guérir. Le médicament supprime ce signal, mais le muscle demeure endommagé. Continuer de l'utiliser, c'est aller au-devant d'une blessure plus grave. Le prix à payer peut être très élevé et se traduire par des douleurs au dos provenant d'une vertèbre blessée ou de l'arthrite.

En ce qui touche la douleur émotionnelle, le même argument s'applique. Les médecins ont tendance à prescrire des tranquillisants avec les meilleures intentions du monde. Toutefois, ceux-ci ne font rien pour supprimer la cause ou résoudre le problème, mais ils engourdissent les sens. Ils privent la personne de sa capacité de sentir. Par exemple, le deuil est un processus naturel de guérison de la douleur causée par la perte d'un être cher et il faut lui laisser le temps d'arriver à son terme. Or, les tranquillisants peuvent bloquer ce processus. La PNL a élaboré de nombreuses techniques pour vaincre les phobies, affronter un sentiment de culpabilité, une perte et des traumatismes passés, qui dépassent la portée de ce livre-ci, mais sont décrites en détail dans les ouvrages sur la PNL[1]. Ces techniques sont efficaces, non parce qu'elles suppriment les symptômes, mais parce qu'elles offrent des moyens de s'attaquer aux problèmes qui sont à l'origine de ces symptômes.

Les médicaments ont leur raison d'être. Il est parfois pertinent de prendre des tranquillisants ou des analgésiques. Ils peuvent sauver des vies et améliorent la qualité de vie de nombreuses personnes. Si vous décidez d'en prendre, renseignez-vous sur leur nature, leur fonctionnement et leurs effets secondaires éventuels. Tous les médicaments produisent des effets secondaires. Travaillez en association avec votre médecin. S'il ne peut vous renseigner, consultez les ouvrages de référence médicaux de votre bibliothèque. Assurez-vous de trouver la réponse à l'importante question suivante: «Comment saurai-je que je peux cesser de prendre ce médicament?»

La synchronisation somatique

La douleur peut constituer le dernier signal avant l'éclosion d'une maladie ou le premier signe d'une maladie. Comment devriez-vous réagir?

En pratique, nous avons tendance à faire l'une ou l'autre chose: ou nous étouffons la douleur au moyen d'un analgésique ou nous tâchons de l'ignorer. Cette seconde attitude est inefficace. Plus vous vous efforcez de ne pas y penser, plus vous vous concentrez sur elle et plus elle vous accapare. Au lieu de cela, plongez-vous dans quelque activité. Il est parfois miraculeux de voir la rapidité avec laquelle les maux et douleurs disparaissent aussitôt que l'on fait ce que l'on aime. Quand on est profondément absorbé dans une activité, on ne remarque pas la douleur. Par exemple, ce n'est souvent qu'une fois le match terminé que les athlètes se rendent compte de l'étendue de leurs blessures. Avant de vous engager dans une autre activité, toutefois, respectez votre douleur et voyez-la comme un signal qui requiert votre attention.

Voyons d'abord comment *ne pas* lui accorder d'attention.

Vous sentez poindre une douleur, disons un mal de tête. Elle se situe au premier degré de votre échelle de douleur personnelle qui en compte dix. Vous vous alarmez et devenez tendu. Vous vous inquiétez en vous demandant si la douleur va s'aggraver. Votre inquiétude et la pensée qu'elle pourrait s'aggraver l'intensifient et elle grimpe d'un échelon. La peur et l'anxiété activent la production d'adrénaline qui augmente la force des transmissions nerveuses. Ceci amplifie la douleur qui atteint alors le quatrième échelon. Vous amorcez ainsi un cercle vicieux qui fait grimper la douleur en spirale. Puis la fois suivante, en sentant poindre un mal de tête, vous pensez: «J'espère que ce ne sera pas aussi douloureux que la dernière fois», remettant ainsi la spirale en marche.

Au lieu de vous laisser coincer dans cette spirale, ressentez votre douleur et voyez-la comme une sensation présente dans le moment. Ne pensez pas à vos expériences passées et ne faites pas non plus de prévisions pour l'avenir. Cette attention que vous accordez à la douleur modifiera votre expérience d'une manière subtile. Ian est le créateur de ce processus qu'il a baptisé «synchronisation somatique». Son but est de vous aider à reconnaître votre expérience de la douleur et votre inconfort, lui permettant ainsi de se transformer.

Au lieu de tout faire pour échapper à la sensation, vous lui donnez, en fait, votre attention. Ce faisant, remarquez ce qui arrive à la sensation initiale. Elle se transformera presque à coup sûr.

En prêtant attention à la douleur, vous modifiez votre relation avec elle et pouvez ainsi influer directement sur elle. Supposons, dans le pire des cas, que la douleur s'intensifie, vous savez maintenant que vous pouvez avoir un effet sur elle. Votre objectif sera donc de l'influencer dans le sens que vous voulez.

Vous prendrez conscience que même si la douleur fait partie de votre expérience, elle n'est pas votre expérience tout entière. Vous êtes plus que la douleur que vous ressentez. Vous pouvez aussi aborder le symptôme ouvertement et lui demander quel message il essaie de vous communiquer. Il est remarquable de voir avec quelle fréquence les gens obtiennent une réponse qu'ils savent importante.

Après cela, une multitude de choix s'offrent à vous. Une solution qui s'est avérée très utile consiste à élaborer votre propre échelle de la douleur. Par exemple:

0 Absence de douleur
1 Malaise
2 Douleur peu importante
3 Douleur modérée
4 Douleur intense
5 Pire douleur jamais ressentie

Classez l'intensité de la sensation. Votre échelle peut comporter autant de degrés que vous le désirez. Ce qui compte, c'est qu'ils aient un sens à vos yeux. Le simple fait de réfléchir à la nature de ces degrés vous aidera à mieux analyser ce que vous ressentez.

Calibrez votre degré de douleur.

Manifestez de la curiosité à son égard.

Remarquez les submodalités de la douleur.

Où est-elle localisée?
Quelle est son intensité?
Est-elle très chaude?
Quelle est son ampleur?
Quelle région couvre-t-elle?
Si la douleur devait se muer en son, quel serait-il?
Si la douleur devait se changer en couleur, quelle serait cette couleur?

Voilà ce qu'on appelle la synchronisation somatique. Elle transformera votre expérience et pourrait même soulager votre douleur. Maintenant vous pouvez progresser vers une autre expérience.

Prenez le son de la douleur et écoutez-le intérieurement. Maintenant modifiez-le graduellement. Remarquez comment cette modification transforme votre expérience de la douleur. Essayez divers sons. Vous pourrez peut-être changer ce son du tout au tout et le rendre plus confortable en réduisant le volume et le rythme, en le rendant plus musical ou plus doux, ou en modifiant sa direction.

Vous pouvez aussi travailler avec l'image, en modifier la luminosité, l'intensité et la couleur. Remarquez l'effet de ces modifications sur la douleur. Différentes couleurs produiront différentes sensations. Trouvez celle qui est la plus agréable pour vous. Quand vous travaillez avec des submodalités visuelles et auditives, n'effectuez pas de changements radicaux immédiatement; explorez plutôt les conséquences d'une transformation graduelle. Souvent, le seul fait d'être présent sans changer le son ou la couleur est suffisant pour permettre à la douleur de changer.

Les métaphores de la douleur

Nos métaphores de la douleur influencent notre expérience.

Explorez votre façon de penser à la douleur physique et émotionnelle en répondant aux questions ci-dessous:

«Quand je souffre, je ne peux pas...»
«Ce qui m'effraie dans la douleur, c'est...»

«C'est très bien de gémir ou de crier de douleur quand...»
«Ce n'est pas bien de gémir et de crier de douleur quand...»
«Je reconnais que je souffre quand...»
«Je refuse de reconnaître que je souffre quand...»
«La pire douleur que j'aie jamais ressentie était...»
«En général, j'affronte la douleur en...»
«Je n'affronte jamais la douleur en...»

Vous pouvez vous servir des questions ci-dessous pour explorer une douleur que vous ressentez ou votre expérience de la douleur en général:

LA DOULEUR EST COMME...

PARCE QUE...

Vous n'êtes pas obligé de vous arrêter à une réponse. Vous trouverez sans doute de nombreuses métaphores.
Que vous révèlent vos réponses sur votre façon de ressentir la douleur?
Pour que votre métaphore soit vraie, quels autres aspects de la douleur doivent être vrais?

La douleur est un message que vous transmet votre corps. Votre corps ne peut pas parler, il peut seulement éprouver des sensations. Pour comprendre son message et prendre les mesures qui s'imposent, vous devrez peut-être le traduire en mots et la douleur aura alors peut-être rempli sa fonction. Utilisez les questions ci-dessus et celles qui suivent pour explorer son message. Il n'est pas nécessaire que vos réponses tiennent debout. Prenez la première réponse qui vous vient à l'esprit, aussi bizarre qu'elle vous paraisse de prime abord.

Pensez à une douleur ou à un symptôme précis dont vous souffrez et complétez les phrases ci-dessous:

QUAND CETTE DOULEUR EST PRÉSENTE, JE ME SENS...

PARCE QUE...
Ne vous limitez pas à une seule réponse. Laissez émerger tous vos sentiments négatifs à propos de la douleur.

La douleur peut aussi être animée d'une intention positive: elle vous rend service, vous permet d'accomplir quelque chose.

Posez-vous la question ci-dessous et écrivez les réponses qui vous viennent à l'esprit.

QUAND JE RESSENS CETTE DOULEUR, CELA ME SOULAGE
PARCE QUE...

Examinez vos réponses. Comment cela peut-il être vrai? La douleur a presque toujours une intention positive. Elle vous aide à atteindre un résultat que vous souhaitez.
Existe-t-il une manière différente et meilleure d'atteindre ce résultat sans souffrir?

Tomber malade sans voir venir

Souvent nous ne tenons pas compte de la douleur — pour éviter de prendre des médicaments, pour ne pas faire d'histoires ou dans l'espoir qu'elle disparaîtra d'elle-même. Or feindre d'ignorer la douleur, c'est fermer l'oreille au message qu'elle tente de nous communiquer. Nous risquons de tomber malades sans voir venir si nous faisons continuellement la sourde oreille au même message. À la longue, le messager fera plus pour attirer notre attention que nous tirer doucement par la manche.

Autrefois, Joseph enseignait à temps plein et il était important pour lui de travailler durant l'année scolaire parce que c'était le seul moment où il pouvait toucher des revenus. L'année scolaire comporte deux trimestres séparés au milieu par un demi-trimestre de vacances. Pendant l'année scolaire, Joseph s'efforçait d'ignorer ses malaises et de poursuivre son travail si possible, mais pendant les vacances, il attrapait régulièrement un mauvais rhume ou devait s'aliter avec la grippe. On aurait dit que tout le stress accumulé s'abattait sur lui pendant les vacances, quand être malade n'était soudain plus grave.

En général, nous tenons notre corps pour acquis jusqu'à ce qu'il tombe en panne. Nous nous accoutumons également à certaines manières d'être. Si vous êtes plus conscient de votre corps, vous serez plus réceptif à ses messages avant qu'ils ne deviennent carrément douloureux. Et vous augmenterez votre sensibilité au plaisir physique.

Commencez par vous synchroniser avec vous-même.
De quelles parties de votre corps êtes-vous le plus souvent conscient?
Coloriez-les dans le schéma de la page suivante.
De quelles parties de votre corps n'êtes-vous pas satisfait? (Parce qu'elles vous font souffrir, vous causent de la gêne ou ne vous paraissent pas attrayantes.)
Coloriez-les dans une couleur différente.
Finalement, quelles sont les parties de votre corps qui vous plaisent?
Coloriez-les dans une autre couleur.
Que vous révèlent ces personnages sur votre façon de ressentir votre corps?

Le balayage corporel

Nous nous sommes penchés sur le phénomène de la douleur; nous allons maintenant passer à l'étude consciente du plaisir. Vous voudrez peut-être changer d'état avant de poursuivre votre lecture en vous levant et en bougeant un peu.

Le balayage corporel est un outil puissant qui permet d'augmenter sa sensibilité et sa conscience du corps.

Trouvez un endroit tranquille où vous pourrez vous allonger et vous détendre pendant dix minutes. Tournez votre attention vers l'intérieur. Imaginez que vous respirez dans les différentes parties de votre corps. Commencez par les orteils d'un pied et remontez lentement le long du pied et de la jambe. Une fois rendu au pelvis, redescendez le long de l'autre jambe. Puis revenez au pelvis, remontez le long du torse en passant par le bas du dos et le ventre, puis respirez dans le haut du dos; passez ensuite à la poitrine et aux épaules.
Ensuite, respirez dans les doigts de votre main gauche et remontez le long du bras gauche jusqu'à l'épaule. Faites de même avec le bras droit. Enfin, respirez dans la gorge et le cou, et dans toutes les parties du visage, et finissez sur le dessus de votre tête.

Vos schémas corporels

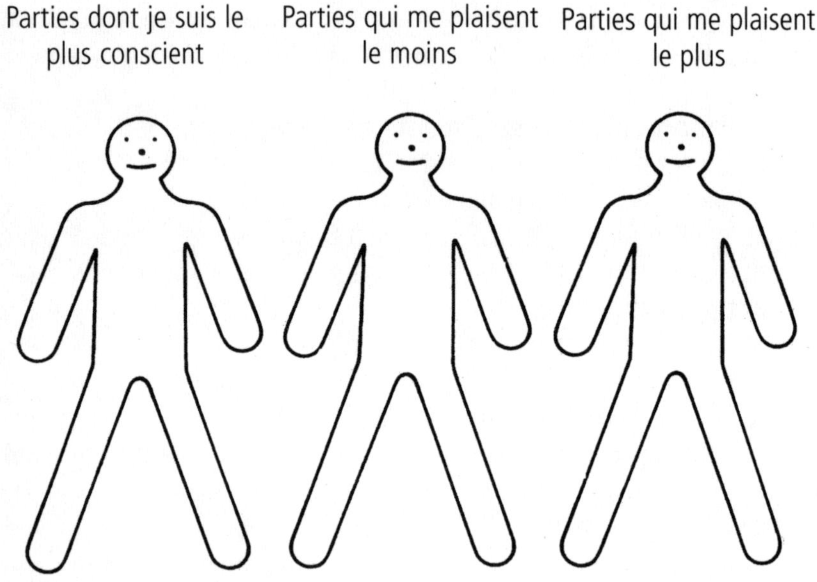

Peu importe où vous commencez et où vous finissez du moment que vous balayez tout votre corps en ressentant chaque partie, intérieurement et extérieurement. Sentez votre cœur, vos poumons, votre système digestif. Ne vous contentez pas de rester à la surface de votre corps. Inspirez dans chaque région et expirez de chacune d'elles aussi. Laissez toute sensation de malaise ou d'épuisement flotter hors de votre corps avec chaque expiration et imaginez que vous inspirez de l'énergie ou de la lumière dans votre corps avec chaque inspiration. Cherchez les endroits en santé de votre corps. Dessinez votre propre schéma et coloriez les régions en santé. Vous les trouverez peut-être dans des endroits peu probables autant que dans des endroits évidents: dans vos orteils, dans la paume de vos mains, dans vos poumons, dans vos paupières ou derrière vos genoux. Peut-être ne sentez-vous rien ou presque rien à certains endroits. D'autres endroits peuvent être douloureux. Ne les laissez pas attirer votre attention avant leur tour puis accordez-leur la totalité de votre attention comme vous l'avez fait pour les autres parties.

Cet exercice simple prend environ dix minutes. Il existe de nombreux enregistrements sur le marché pour vous aider, mais la meilleure cassette de détente est sans doute celle que l'on fait soi-même. Vous trouverez exactement les mots et les inflexions qui vous relaxeront.

Le balayage corporel vous ramène au moment présent et intensifie votre conscience du corps. La qualité d'attention que vous y apportez et votre volonté de ressentir ce qu'il y a à ressentir sont plus importantes que le fait de chasser la tension de votre corps en respirant.

La méditation

Le balayage corporel ressemble à une méditation. La méditation est parfois considérée comme une discipline ésotérique issue des religions orientales, mais le mot «méditation» a la même racine que le mot «médecine». Tous deux signifient mesure et équilibre. Nous croyons que la pratique régulière d'une forme ou d'une autre de méditation est cruciale pour la santé.

Il existe de nombreuses formes de méditation qui, toutes, contribuent à équilibrer l'esprit, le corps et l'âme à travers la conscience du moment présent. La méditation transcendantale (MT) est largement pratiquée dans le monde occidental depuis plus de 25 ans et elle a fait l'objet d'un examen scientifique rigoureux. Tous les procédés de détente et de méditation sont bénéfiques, mais les avantages de la méditation transcendantale sont ceux qui ont été le plus étudiés et le plus largement homologués[2]. Pendant la méditation transcendantale, vous respirez environ onze fois par minute au lieu de seize ou vingt fois comme en temps normal. Votre fréquence cardiaque diminue d'au moins trois battements par minute et votre pression sanguine baisse. Votre réflexe psychogalvanique, qui constitue la mesure normale de l'anxiété utilisée tant dans le feedback biologique que dans les tests du détecteur de mensonges, est quelque trois cents fois plus élevé que la normale, ce qui prouve que le niveau de stress et d'anxiété est réduit à son minimum. Le débit sanguin au cerveau s'accroît de vingt-cinq pour cent. Même l'activité électrique cérébrale est modifiée. Les ondes cérébrales deviennent plus synchronisées et homogènes, et la fréquence des ondes alpha, associées à la détente et au bien-être, s'amplifie. Vous ne pouvez pas consciemment «commander» ces phénomènes qui se produisent naturellement pendant la méditation. Il semblerait en outre que la méditation équilibre les deux branches du système nerveux autonome, favorisant ainsi l'émergence d'une manière de penser et d'agir au milieu du silence.

Le plaisir

Ce qui nous amène à parler du plaisir. Le plaisir est un signe de congruence, le contraire du pouvoir. Nous n'avons aucun pouvoir sur le plaisir et ne pouvons pas faire semblant d'en ressentir, du moins pour nous-mêmes. Le plaisir semble être la façon de la nature de renforcer ce qui est sain. Chaque humain possède une boussole interne qui est attirée vers la santé et dont le plaisir constitue le nord magnétique. Nous croyons qu'il est sain de créer du plaisir, de l'aimer et de le rechercher. C'est pourquoi le fait qu'il y ait tant d'information sur les dangers du plaisir et si peu sur ses avantages pour la santé nous paraît fort étrange.

Le plaisir est aussi quelque chose que l'on fait pour soi, il renforce votre croyance en vous-même et votre sens du soi, surtout si vous travaillez pour les autres et avez coutume de vous soucier de leurs besoins au détriment des vôtres.

Nous sommes nés pour le plaisir. Enfants, nous recherchons le plaisir afin de survivre. On peut apprendre à prendre plaisir à presque tout, même à ce qui est pénible au début. Nous apprenons aussi qu'être civilisé, c'est renoncer à certains plaisirs, en retarder d'autres et en découvrir de nouveaux. Pourtant, retarder la satisfaction est aussi un plaisir. Le plaisir se partage et un grand nombre des plus grands plaisirs sont partagés. Pourtant, l'éthique du travail et notre conditionnement social nous portent à opposer le travail au plaisir comme s'ils étaient contradictoires. Certains emplois sont assommants et désagréables, mais pas tous. Le travail occupe une place tellement centrale dans notre vie qu'il est certainement important pour la santé d'en tirer le plus de plaisir possible. Imaginez ce que c'est que d'accomplir un travail que l'on aime et envers lequel on est congruent.

Le vocabulaire du plaisir est limité. Nous disposons d'un vocabulaire plus élaboré pour parler de la douleur, peut-être parce que nous avons besoin de nous plaindre ou de la décrire au médecin et qu'elle forme souvent la base du diagnostic. Nous n'avons pas besoin de décrire le plaisir à quiconque et encore moins de nous en plaindre!

Le plaisir sensuel

Il existe bien des formes de plaisir, mais toutes passent directement ou indirectement par les sens. Nous avons besoin de voir les mots pour pouvoir prendre plaisir à lire et d'entendre les sons pour apprécier la musique. Nos sens possèdent une acuité extraordinaire. Une chandelle placée à seize kilomètres de nos yeux stimulera notre vision. La marge des fréquences audibles s'étend de seize à vingt mille hertz environ. Nous pouvons sentir des produits chimiques en quantités plus petites qu'un million de millionième de millilitre. Nous décelons un goût amer dans une partie par deux millions. Un toucher peut être langoureux ou électrisant. Il peut révéler beaucoup sur l'amour, l'affection et la relation. Le sexe est l'un des grands plaisirs de la vie. Nous nous sentons mieux après des rapports sexuels agréables. Le sexe comble d'un seul coup nos nombreux besoins de contact, d'affection et d'intimité.

Comment pouvez-vous accroître votre plaisir? Vous pouvez le faire, entre autres, en aiguisant vos sens. Recherchez les spectacles et les sons qui vous réjouissent. Ce que nous voyons et entendons nous influence même si nous y prêtons une attention distraite. La musique agit sur notre rythme respiratoire, notre pression sanguine, les contractions de l'estomac et les niveaux d'hormones du stress présents dans le sang[3]. Observer la nature est une source à la fois de plaisir et de détente. Le goût et l'odorat recèlent tout un monde de plaisirs. Aiguiser nos sens nous donne un regard plus perçant, une oreille plus fine, et nous rend plus sensibles aux goûts, aux touchers et aux odeurs. Nous percevons des distinctions plus subtiles à travers nos sens. En apprenant à établir des distinctions plus subtiles à l'extérieur, nous pourrons aussi établir des distinctions plus subtiles dans les systèmes de représentation de notre univers mental. L'acuité sensorielle améliore notre faculté de penser. Petits, nous avons appris à penser à travers nos sens de cette même façon. Nous pouvons utiliser cette méthode d'apprentissage toute notre vie.

Non seulement le plaisir provient des sens, mais une stimulation sensorielle insuffisante peut même s'avérer fatale. Le toucher est le premier de nos sens à se développer et s'il n'était pas agréable, il n'y aurait pas de condition parentale ni de survie. Au début du vingtième siècle, les bébés qui étaient séparés de leurs parents étaient placés dans des institutions où personne ne les touchait ni ne les berçait de crainte d'attraper une maladie contagieuse. En 1915, une étude révéla que presque tous les enfants de moins de deux ans mouraient dans ces institutions en dépit d'une alimentation et d'une hygiène adéquates. Le toucher est une nourriture vitale. Le sens du toucher non seulement nous procure beaucoup de plaisir, mais il est essentiel à notre bien-être. Les bébés qui ne reçoivent aucune stimulation visuelle et sonore ne s'épanouissent pas autant que ceux qui sont élevés dans un environnement sensoriel stimulant.

Nous sommes entourés de plaisirs sensuels. Peut-être sommes-nous devenus trop sérieux à propos du plaisir, le reléguant à des moments ou à des lieux particuliers et restant sourds et aveugles à de nombreuses occasions d'en ressentir. Nous prenons nos jeux trop au sérieux. Il y a quelques années, Ian se trouvait dans une galerie d'art. Une immense fenêtre s'ouvrait du côté ouest sur un magnifique coucher de soleil aux couleurs tourbillonnantes et changeantes. À l'intérieur de la galerie se trouvait un tableau représentant un coucher de soleil semblable, sûrement peint d'après nature. Les visiteurs, trop absorbés qu'ils étaient dans le tableau — et avec raison car il était magnifique — ne virent pas le vrai coucher de soleil qui flamboyait derrière eux.

Plaisir et bonheur

Le plaisir ajoute à notre bonheur. Le bonheur provient en partie de la réduction de l'écart entre l'état présent et l'état désiré. Être heureux, c'est en partie se fixer des objectifs et progresser vers leur réalisation. Nous recherchons la différence et la diversité. Mais nous avons également besoin du confort de ce qui est familier et routinier. Le bonheur semble être un équilibre entre un confort rassurant et notre insatiable envie de nous mesurer à de nouveaux défis. L'art d'être heureux consiste en partie à trouver un équilibre entre les éléments stables et les éléments changeants de sa vie. Une stabilité excessive est étouffante et les changements excessifs sont accablants. Nous pouvons affirmer que les quatre piliers de la PNL constituent le fondement du plaisir et du bonheur dans la vie: la construction de rapports puissants et de relations, l'élaboration et l'accomplissement d'objectifs, le développement des sens et l'acuité sensorielle, et une souplesse de choix qui fait que l'on n'est jamais immobilisé.

Il existe trois principales façons de rater le bonheur. L'une consiste à être continuellement dissocié, soit à en savoir long sur le bonheur dans l'abstrait mais à le ressentir rarement. Pour éprouver du plaisir et être heureux, vous devez être associé et dans le temps. La deuxième façon de rater le bonheur est de le traiter comme une chose évasive, extérieure à nous, qu'il faut poursuivre. Le terme «bonheur» est une autre nominalisation. On ne peut pas le posséder, on le crée à chaque instant. La troisième façon consiste à le chercher uniquement dans les événements marquants, dans les occasions mémorables, et de méconnaître ainsi les menus plaisirs quotidiens qui s'additionnent pour former une vie saine et heureuse. Le bonheur ne se trouve pas seulement sur les sommets mais dans toute la chaîne de montagne.

Quel est votre degré de bonheur à l'heure actuelle?

Veuillez indiquer votre indice personnel de bonheur sur l'échelle ci-dessous:

Indice personnel de bonheur

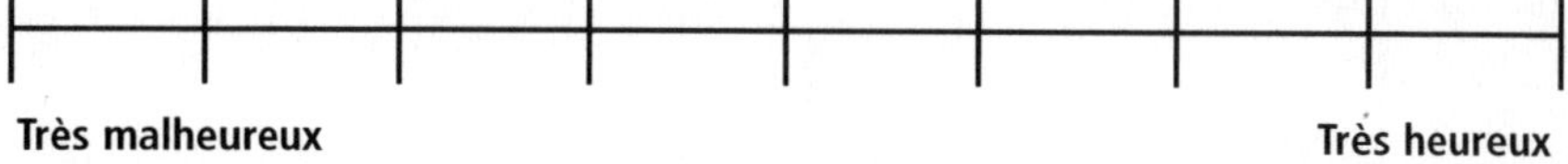

Le bonheur est un état tout à fait subjectif de sorte qu'on ne peut pas comparer le sien à celui des autres.

Maintenant, pensez à la chose la plus extraordinaire qui pourrait vous arriver: gagner à la loterie, par exemple. Quel serait votre degré actuel de bonheur?

Ensuite, pensez à la pire catastrophe qui pourrait vous arriver de votre vivant, un accident qui vous rendrait infirme, par exemple. Comment évalueriez-vous votre degré actuel de bonheur?

Les résultats de certains sondages sur les questions ci-dessus vous intéresseront peut-être. Ces sondages mirent en évidence un indice moyen de bonheur de 6,5. Chez les paraplégiques, cet indice s'élevait en moyenne à 6, soit un demi-point de moins seulement. Les gagnants à la loterie estimaient leur indice de bonheur à 9 ou 10 au départ, mais un an plus tard, celui-ci était retombé à 6,5 environ[4]. Les gagnants étaient donc à peine plus heureux un an plus tard, et il est intéressant également de noter qu'ils déclarèrent prendre moins de plaisir à leurs activités quotidiennes, à leurs relations et à leur travail. Pourquoi? Parce que nous nous adaptons à tout. Nos espoirs augmentent en fonction des circonstances. Plus on possède de biens ou d'avantages, plus on les tient pour acquis et plus il en faut pour nous rendre heureux. Le bonheur est fondé sur la comparaison de ce que l'on a, quel que soit le degré auquel cela correspond, avec ce que l'on veut.

Indice de plaisir quotidien

Obtenez-vous une dose suffisante de plaisir quotidien?

Loin de nous l'intention de vous fournir des recettes, mais nous voulons vous aider à multiplier ce qui vous donne du plaisir et à en jouir le plus possible. Quelles sont les activités auxquelles vous vous livrez souvent et prenez un véritable plaisir?

En retirez-vous le maximum de plaisir?

Songez à toutes les expériences merveilleuses que vous avez vécues dans le passé.

Nommez-en de trois à cinq pour chaque catégorie ci-dessous:

1. plein air
2. travail
3. sport
4. musique

5. passe-temps
6. voyages
7. relations, amis et famille
8. lecture
9. enfants
10. sexe
11. religion et activité spirituelle
12. vêtements
13. résolution de problèmes
14. finances
15. cuisine
16. amis
17. télévision
18. vacances
19. jeux
20. actes de gentillesse gratuits

Par exemple, la première catégorie est le plein air. Vos cinq occasions de plaisir peuvent comprendre une promenade après le dîner, la contemplation d'un coucher de soleil, l'action de regarder la neige tomber, d'écouter le chant des oiseaux et de respirer l'odeur de l'herbe fraîchement coupée. Voici des exemples appartenant à la deuxième catégorie: obtenir une promotion, régler un problème au travail, rencontrer des amis, recevoir des éloges pour son travail et complimenter les autres. Les actes de gentillesse fortuits touchent les fois où vous avez témoigné de l'amabilité aux autres sans aucune raison ou ceux où les autres ont eu des attentions délicates et inattendues à votre égard. Nous entendons toujours parler d'actes de violence gratuits — pourquoi ne pas parler d'actes de gentillesse gratuits?

Si vous avez du mal à remplir une catégorie, vous pensez peut-être en termes trop grandioses. Ces plaisirs peuvent être aussi simples et brefs que vous le désirez: la première boucher du déjeuner, les moments de langueur qui précèdent le réveil, écouter les jeux des enfants — du moment que vous étiez là pour les apprécier.

Vous pouvez aussi procéder d'une autre manière en revoyant les quelques derniers mois et en vous rappelant à mesure les plaisirs qui les ont émaillés; vous les classez ensuite dans une catégorie ou l'autre.

Laquelle de ces expériences vous a procuré le plaisir le plus intense?

Laquelle vous a donné la meilleure estime de vous-même?

Quels plaisirs aimeriez-vous ajouter à votre liste s'ils n'y figurent pas encore?

Vingt catégories comprenant cinq exemples chacune donnent un total de cent plaisirs.

Maintenant, passez en revue votre dernier mois. Vous avez peut-être accompli certaines activités plusieurs fois. Évaluez chacune d'elles comme il suit:

1. Vous y avez pris peu de plaisir.
2. Vous y avez pris un certain plaisir.
3. Vous y avez pris un véritable plaisir.

Le pointage maximal est de 300 points. Quel est le vôtre? Divisez-le par 30 pour obtenir votre indice de plaisir quotidien.

Indice de plaisir quotidien

Est-il suffisant? Pouvez-vous faire mieux le mois prochain?

N'oubliez pas le rire. Nous voyons souvent le rire comme une réaction au plaisir alors qu'il constitue un plaisir en soi. La définition scientifique du rire est: «réflexe psychophysiologique, expiration successive, rythmée et saccadée qui ouvre la glotte et fait vibrer les cordes vocales, qui découvre souvent les dents et s'accompagne de grimaces faciales[5]». Voilà une description fort austère qui vaut bien en soi un petit gloussement. On a démontré que le rire stimule le système immunitaire[6] et élève le seuil de la douleur[7]. On a prouvé en outre que l'humour et le rire font baisser les taux d'épinéphrine et de cortisol, deux hormones du stress[8]. Il est temps que nous prenions l'humour plus au sérieux.

Pour terminer ce chapitre en beauté, songez au plaisir de dormir. Quand nous avons suffisamment sommeil, nous sommes prêts à renoncer à presque n'importe quel plaisir pour pouvoir dormir. Nous ignorons pourquoi, mais nous en avons besoin, et la nature a fait un plaisir de tout ce que nous avons besoin de faire.

Le cerveau ne peut pas se détendre en période de veille et même pendant le sommeil, il réorganise ses expériences, nous présentant, tel un conteur fou, notre ration de métaphores nocturnes afin de préserver notre santé mentale. Le corps utilise ce temps pour se réparer. Il existe un lien entre le sommeil et le système immunitaire; pendant la phase du sommeil profond, notre corps sécrète une variété de produits chimiques qui mettent notre système immunitaire en branle[9]. C'est peut-être pour cette raison que nous dormons davantage quand nous sommes malades. On a démontré en outre que le sommeil était un facteur de santé. Une étude menée auprès de cinq mille adultes de plus de neuf ans révéla que les sujets qui dormaient de sept à huit heures par nuit étaient moins susceptibles de mourir de maladie cardiaque, de cancer ou d'un accident cérébrovasculaire. Les personnes qui ne dorment pas beaucoup (six heures ou moins) et les grands dormeurs (neuf heures ou plus) ont trente pour cent de chances de plus de mourir prématurément. L'étude ne faisait pas la différence entre le sommeil naturel et le sommeil forcé par les circonstances, mais ces statistiques sont éloquentes[10].

Le sommeil fait partie du rythme naturel présent dans toutes nos actions et dans notre vie. Il y a les rythmes plus généraux de l'année, les changements de saison et le rythme naturel quotidien de veille et de sommeil. Nous obéissons également à des rythmes plus petits durant la journée. Ces rythmes ultradiens produisent les hauts et les bas naturels que nous ressentons le jour et la nuit. Toutes les 90 minutes pendant le sommeil, la plupart des gens traversent une période de rêve correspondant à une phase de mouvements oculaires rapides[11].

D'autres recherches ont mis en lumière un rythme composé d'une période de repos d'une demi-heure à deux heures suivie d'une période d'activité et reliée à la dominance de l'hémisphère droit ou gauche du cerveau[12]. Ces rythmes semblent être modulés par les systèmes autonome et endocrinien. Même les cellules individuelles connaissent une alternance de haut et de bas métaboliques durant la journée. Les cellules cancéreuses montrent qu'elles sont anormales, entre autres choses, parce qu'elles inversent ce rythme, manifestant le plus haut degré d'activité au moment où les cellules normales sont le moins actives. On tient compte de cela pour administrer les radiations et la chimiothérapie aux patients atteints de cancer.

Nous bouleversons ces rythmes naturels à nos risques et périls. Le stress les perturbe, et de nombreux chercheurs relient cette perturbation de nos rythmes à la maladie et aux troubles de stress[13].

Si vous vous sentez fatigué ou irritable pendant la journée, vous avez peut-être besoin d'un petit répit, d'un moment pour rêvasser, vous détendre, méditer ou même faire une courte sieste. Ces rythmes naturels font véritablement partie de notre moi biologique. Pour se synchroniser avec soi-même, il faut aussi se synchroniser avec eux.

Sujets de réflexion

En théorie, il ne devrait pas y avoir une grande différence entre la théorie et la pratique; mais en pratique, il y en a souvent une.

Anonyme

... puisse Dieu nous garder
d'une vision étroite et du sommeil de Newton.

William Blake

Les sentiments humains sont des mots exprimés en chair et en os.

Aristote

On grandit le jour où on rit vraiment de soi-même pour la première fois.

Ethel Barrymore

Guérir est une question de temps, mais c'est parfois aussi une question de chance.

Hippocrate

Le grand secret des médecins, que seules leurs femmes connaissent mais qui demeure caché au public, c'est que la plupart des maux s'améliorent d'eux-mêmes, que la plupart des maux, en fait, sont améliorés le matin.

Dr Lewis Thomas, président, Memorial Sloan Kettering Institute for Cancer Research

Le cerveau est mon deuxième organe préféré.

Woody Allen

Le Sommeil... baume pour les esprits blessés, seconde carrière de la grande Nature; nourriture maîtresse au banquet de la vie.

Shakespeare, *Macbeth*

Chapitre 11

Vieillir en santé

Vieillir semble être la seule façon qui existe de vivre longtemps.
Daniel François Esprit Auber

Jusqu'à quel âge voulez-vous vivre? Vivre longtemps est synonyme de vieillir. Le chariot ailé du temps n'avance que dans une seule direction, malgré nos efforts les plus vigoureux, mais nous vieillissons tous d'une manière et à un rythme différents.

Bien que la médecine ait grandement accru notre espérance de vie, l'espérance maximale ne semble pas avoir changé aussi loin que l'on remonte dans le passé. En 1996, une dame vivant à Paris a atteint l'âge le plus vieux jamais enregistré avec preuves à l'appui: cent vingt ans.

Qu'est-ce qu'être vieux signifie pour vous? Si cela évoque les spectres de la maladie, de la fragilité, de la perte de vos pouvoirs mentaux et d'une qualité de vie moindre, la perspective de vivre vieux ne vous sourit sans doute nullement. Vieillir en santé est notre but et cela est différent de ne pas mourir. Cela a autant à voir avec la qualité de la vie qu'avec sa quantité. L'idéal serait de mourir aussi jeune que possible à un âge aussi avancé que possible.

En 1995, un rapport présenté par le Bureau du recensement britannique affirmait qu'à l'âge de soixante-cinq ans, les femmes pouvaient espérer vivre encore dix-huit ans et les hommes, treize, mais que les membres des deux sexes pouvaient s'attendre à être en bonne santé pendant la moitié seulement de ces années. La médecine nous accorde peut-être un sursis de quelques années, mais ce ne sont pas nécessairement des années de santé. Vivre vieux et en santé est une chose qu'il faut créer pour soi-même.

Notre culture occidentale fait preuve d'une incongruence spectaculaire en ce qui a trait au vieillissement, qui se caractérise par la peur de vieillir et les préjugés à l'égard des personnes âgées. La jeunesse est idéale et «jeune» est synonyme de «beau». Si vous ne pouvez pas être jeune, vous devez au moins en avoir l'air. Notre société utilise deux poids, deux mesures en ce qui concerne les hommes et les femmes. Les femmes âgées sont jugées plus durement. Elle fait beaucoup plus de cas de la beauté physique d'une femme que de celle d'un homme. Dans notre culture, «vieux» égale «peu séduisant, en mauvaise santé et inapte». C'est ce méchant triumvirat que nous craignons plutôt que le vieillissement comme tel.

La PNL a deux contributions positives à apporter à cet égard. En premier lieu, elle peut modéliser le vieillissement en santé. Quelles qualités arborent les personnes qui vieillissent en santé, et mènent une vie longue, active et heureuse? En second lieu, elle peut démêler les croyances et présuppositions négatives qui nous empêchent de vieillir en santé.

Les trois âges

Dans le mythe d'Œdipe, le Sphinx posait à chaque voyageur la même question: «Quel animal a quatre pattes le matin, deux l'après-midi et trois le soir?» Ceux qui ignoraient la réponse étaient tués. Œdipe donna la bonne réponse: l'homme, qui se déplace à quatre pattes au matin de sa vie, marche debout dans la fleur de l'âge et s'appuie sur une canne dans ses vieux jours. Ces trois stades sont connus comme les trois âges de l'être humain.

Aujourd'hui, nous pensons que l'être humain a trois âges peu importe son âge réel:

- l'âge chronologique;
- l'âge biologique;
- l'âge psychologique.

L'âge chronologique est le nombre d'années écoulées depuis que vous êtes en vie d'après le calendrier.

L'âge biologique correspond au degré d'usure de votre corps. C'est l'usure qui cause le vieillissement biologique et tous les changements physiques que nous associons à l'âge. En fin de compte, les dommages accumulés sont fatals.

L'âge psychologique a trait au degré de vieillesse que vous ressentez, à votre façon de penser et à la qualité de votre vie affective et intellectuelle.

Ces trois âges sont interdépendants, quoique différents. Nous jugeons l'âge uniquement d'après la chronologie, et pourtant cela est trompeur. Que penser du jeune homme de trente ans qui, à cause de ses habitudes, a le cœur et les poumons d'un homme de cinquante ans? Que penser de la personne de cinquante ans qui a plus d'énergie que ses collègues de vingt ans? Et que dire du jeune de vingt ans qui est tellement encroûté dans ses habitudes qu'un octogénaire a l'air aventureux à côté de lui? Les trois âges ne marchent pas au pas. Seul l'âge chronologique avance régulièrement et inexorablement au fil des saisons. Les autres peuvent lui emboîter le pas, le devancer ou rester en arrière. Si certaines personnes peuvent vivre jusqu'à l'âge chronologique de cent dix ans, on peut dire que chez bien des gens, les âges psychologique et biologique dépassent l'âge chronologique d'une vingtaine d'années ou plus.

En 1979, Ellen Langer et ses collègues de l'université Harvard ont merveilleusement démontré l'interdépendance des âges psychologique et biologique. Les chercheurs ont étudié pendant une semaine un groupe d'hommes de soixante-quinze ans ou plus qu'ils avaient emmenés en vacances dans une villégiature. Or, ces vacances n'avaient rien de banal. La résidence avait été décorée comme elle l'était vingt ans plus tôt. Les magazines et journaux dataient de 1959 plutôt que de 1979. On y entendait de la musique datant de 1959. Les chercheurs demandèrent aux hommes d'agir comme s'ils se trouvaient en 1959 et de parler des événements de cette année-là au temps présent. Tous les hommes étaient retraités, mais on leur demanda de parler de leur travail comme s'ils occupaient toujours leur emploi vingt ans plus tôt. Tous arboraient une photographie d'eux-mêmes prise à cette époque. Au cours de l'étude, les chercheurs mesurèrent l'âge biologique des sujets en fonction de marqueurs comme la force physique, la mémoire à court terme et l'acuité visuelle, auditive et gustative.

Ce voyage mental dans le temps eut des conséquences physiques remarquables. En examinant des photographies prises à la fin du projet, des observateurs impartiaux jugèrent que les hommes avaient l'air en moyenne trois ans plus jeunes. La longueur des doigts tend à diminuer avec l'âge, mais chez ces sujets elle avait augmenté. Leurs articulations raides s'étaient assouplies. À la suite de cette expérience, un grand nombre des hommes qui, auparavant, s'étaient fiés à des parents plus jeunes pour s'occuper d'eux devinrent plus actifs et autonomes. Ils jouissaient d'une force musculaire accrue et voyaient et entendaient mieux. Des tests normalisés révélèrent un accroissement de l'intelligence chez plus de la moitié d'entre eux. Le groupe témoin ne subit aucune de ces améliorations au même degré.

On avait ramené l'esprit de ces hommes en arrière de vingt ans et leur corps avait suivi. Ellen Langer attribua le succès de l'expérience au fait que les hommes s'étaient comportés comme s'ils étaient plus jeunes, avaient été traités comme tels et invités à suivre des instructions quotidiennes plus complexes que ce à quoi ils étaient habitués.

Que laissent supposer ces résultats?

En premier lieu, que les âges psychologique et biologique s'influencent mutuellement et ne suivent pas une voie à sens unique comme l'âge chronologique.

En deuxième lieu, que nous vivons dans une large mesure en fonction de ce que les autres attendent de nous. On traite souvent les personnes âgées comme si elles étaient moins intelligentes et moins capables, et elles se conforment à ces attentes, amoindrissant ou élevant leurs facultés selon le cas.

En dernier lieu, ils démontrent le pouvoir des ancres, qui exercent une influence profonde sur notre état mental et physique.

L'âge biologique

Le vieillissement est un processus graduel et complexe. Nous ignorons comment ou pourquoi il se produit. Une théorie souligne les facteurs héréditaires et génétiques tandis qu'une autre met plutôt en évidence l'usure subie par le corps au cours de la vie. La vérité se situe sans doute quelque part entre les deux. Le temps réduit l'efficacité de tous nos systèmes corporels, mais ne les détruit pas nécessairement.

Le corps ne vieillit pas à une vitesse constante. Le stress le fait vieillir plus rapidement. De même, les diverses parties du corps vieillissent à un rythme différent. La plupart des gens ont un «point faible» qui leur cause des ennuis et où ils ressentent d'abord les effets du stress.

Dès le moment de la conception, il existe un équilibre dans le corps entre les tissus qui sont détruits et ceux qui sont réparés. Le rythme du vieillissement dépend de la relation entre les deux. Au bout d'un an, plus de quatre-vingt-dix-huit pour cent des atomes de votre corps se sont renouvelés. La sagesse du corps réussit en quelque sorte à gérer ce processus merveilleux et complexe. Elle reproduit fidèlement le corps que nous nous créons. Au fil des ans, toutefois, la proportion des tissus endommagés s'accroît ou peut-être que notre corps a plus de difficulté à réparer les dommages. Les tissus mal réparés sont moins efficaces et plus susceptibles de dégénérer encore davantage. Les dommages font alors boule de neige.

Ces dommages sont causés par les toxines, les facteurs environnementaux, les polluants, le rayonnement naturel tant solaire qu'industriel, la maladie et les processus métaboliques normaux qui engendrent des produits de dégradation susceptibles d'endommager nos cellules. Les plus importants parmi ces produits sont les radicaux libres et les aldéhydes. Les premiers sont des molécules très réactives qui sont produites naturellement dans le corps et peuvent créer un tas de dommages au niveau cellulaire. Une foule de recherches avancent aujourd'hui que les éboueurs de ces radicaux libres, comme les vitamines C et E, peuvent jouer un rôle critique dans la neutralisation de ces molécules et, par conséquent, retarder le vieillissement[1].

L'âge psychologique

Comme notre esprit influence chaque cellule de notre corps, le vieillissement humain présente une certaine fluidité. Il peut s'accélérer, ralentir, cesser et même s'inverser, comme l'a prouvé l'expérience réalisée par les chercheurs de Harvard. Nos croyances et attentes influent sur notre façon de vieillir. Quelles sont vos croyances sur le vieillissement?

Commençons d'abord par explorer votre métaphore:

Vieillir c'est comme...

Parce que...

Qu'est-ce que votre réponse révèle sur votre vision du vieillissement?

Un certain nombre de mythes sur le vieillissement ont la vie dure dans notre culture en dépit d'un bon nombre de contre-exemples.

Le premier veut que l'on soit vieux à soixante-cinq ans. À partir de cet âge, votre vie active est censée être terminée et vous glissez doucement dans l'inactivité. Les hommes prennent leur retraite à soixante-cinq ans, soi-disant parce qu'ils sont alors trop vieux pour travailler. En fait, il s'agit là d'un chiffre arbitraire. À l'origine, l'âge de la retraite fut fixé à soixante-cinq ans pour des raisons politiques. L'Allemagne créa le premier système de sécurité sociale au monde en 1889. Bismarck, le chancelier de l'époque, choisit soixante-dix ans comme l'âge officiel de la retraite et, plus tard, ce chiffre fut ramené à soixante-cinq. À l'époque, l'espérance de vie des Allemands était de quarante-cinq ans. L'âge de la retraite dépassait donc celle-ci de cinquante-six pour cent. Si on déterminait l'âge de la retraite en fonction de ce critère aujourd'hui, il serait fixé à cent dix-sept ans.

L'âge de la retraite est un vestige du vieux programme de vie linéaire dans lequel on étudiait, poursuivait une carrière, prenait sa retraite puis mourait. La nature changeante du travail et le fait que nous vivons tous plus vieux a rendu ce programme désuet. Pourquoi regrouper tous ses moments de loisir à la fin de sa vie et garder tout l'apprentissage pour le début? Un programme de vie cyclique et plus flexible, qui consisterait à alterner les phases d'étude, de travail et de détente tout au long de sa vie, aurait beaucoup plus de sens.

Il n'a jamais été prouvé non plus que les personnes plus âgées donnaient un rendement moindre. De nombreuses études portant sur des milliers de travailleurs, depuis la main-d'œuvre spécialisée jusqu'aux cadres, ont toutes démontré que, exception faite d'une légère baisse de rendement dans les emplois exigeant un grand effort physique, les travailleurs plus âgés donnaient un rendement égal sinon meilleur à celui de leurs cadets[2]. Si la plus grande partie du travail créatif était accompli par des personnes de moins de cinquante ans dans le passé, c'est que la plupart des gens ne vivaient pas au-delà de cet âge.

Le second mythe à propos du vieillissement veut que le dépérissement soit inévitable et que les personnes plus âgées soient nécessairement en moins bonne santé et moins intelligentes que les plus jeunes. Or il n'en est rien. La mauvaise santé est reliée au mode de vie. Des années de vie sédentaire et de mauvaise alimentation peuvent ébranler sérieusement la santé. Il est possible de prévenir ou de retarder la plupart des problèmes actuels des personnes âgées. C'est un fait que nous perdons un million de cellules cérébrales chaque année, mais comme nous possédons dix milliards de neurones pouvant effectuer un million de milliards de connexions, il n'y a pas de raison de s'alarmer. Quelles sont vos croyances sur le vieillissement?

Réfléchissez aux questions ci-dessous:

Quels messages vous a transmis votre mère sur le vieillissement et la beauté des hommes et des femmes?

Quels messages vous a transmis votre père sur le vieillissement et la beauté des hommes et des femmes?

Ces messages vous auront été communiqués à travers leurs paroles et, de façon plus puissante encore, à travers leur comportement.

Comment compléteriez-vous les phrases ci-dessous?

En général, les hommes dans la cinquantaine sont...

En général, les femmes dans la cinquantaine sont...

En général, les hommes dans la soixantaine sont...

En général, les femmes dans la soixantaine sont...

En général, les hommes de plus de soixante ans sont...

En général, les femmes de plus de soixante ans sont...

Quels messages sur le vieillissement sont véhiculés par la télévision et les médias?

Quelles sont vos pires peurs face à l'idée de vieillir?

Quelles mesures pouvez-vous prendre pour vous assurer qu'elles ne se réaliseront jamais?

Quels sont vos espoirs à propos du vieillissement?

Que pouvez-faire pour vous assurer qu'ils se concrétisent?

Quel effet cela fera-t-il de regarder en arrière et de savoir qu'ils se sont concrétisés?

Vieillir en santé

Il existe de nombreuses études sur le fait de vieillir en santé parmi lesquelles on compte un projet de modélisation réalisé par Robert Dilts[3]. On ne s'étonnera pas d'apprendre que les chercheurs s'entendent pour dire que tous les facteurs qui minent notre santé accélèrent aussi le processus du vieillissement. Inversement, les facteurs qui retardent le vieillissement nous gardent en santé.

Voici les principaux facteurs qui accélèrent le vieillissement biologique:

- le stress
- l'inquiétude
- le sentiment d'impuissance
- la dépression
- l'hostilité envers soi et envers les autres
- l'incapacité d'exprimer ses émotions
- l'absence d'amis proches
- le tabagisme

L'insatisfaction professionnelle et les tracas financiers sont les plus grandes causes de stress et d'inquiétude.

À l'inverse, les principaux facteurs associés au fait de vieillir en santé sont:

- l'optimisme
- l'espoir
- un sentiment de maîtrise
- le bonheur
- des relations de longue durée et harmonieuses avec ses amis et son conjoint
- la capacité de se faire des amis proches et de les garder
- la consommation modérée d'alcool
- un exercice régulier et modéré
- des nuits de six à huit heures

Vous seul pouvez décider si ces facteurs sont présents dans votre vie.

On ne s'étonnera pas d'apprendre que l'on a découvert un lien entre les facteurs ci-dessus, la sécurité financière et la satisfaction au travail.

Vieillir en santé est lié à certains comportements, modes de pensée et croyances.

Par exemple, on a prouvé que la méditation pouvait ralentir et même inverser le vieillissement biologique. En effet, chez les personnes qui ont pratiqué la méditation transcendantale pendant plus de cinq ans, l'âge biologique est inférieur de douze ans à l'âge chronologique. Leur pression sanguine est moins élevée et elles présentent une meilleure vision du point le plus proche et une meilleure acuité auditive. L'étude prenait en compte les effets du régime alimentaire et de l'exercice[4].

Faire de l'exercice fréquemment et de façon modérée est aussi un comportement sain. L'exercice physique pratiqué régulièrement peut inverser dix des effets les plus typiques de l'âge physiologique, y compris l'élévation de la pression sanguine, l'excès de graisse, le déséquilibre du taux de glycémie et la diminution de la masse musculaire. On a établi un lien entre un mode de vie sédentaire et un risque accru d'accident cérébrovasculaire, d'insuffisance coronarienne et de cancer du côlon[5]. En gros, les personnes physiquement inactives sont deux fois plus sujettes aux maladies cardiaques et aux infarctus du myocarde que les personnes actives. L'inactivité est dangereuse.

On nous a tellement rebattu les oreilles de ce message, surtout véhiculé par les organismes publics, que nous en avons marre de l'entendre. Bien des gens ne font rien parce que l'exercice leur apparaît comme une activité spéciale qui prend du temps et se situe en dehors de la vie de tous les jours. Or c'est plutôt le contraire. Le mouvement et la mise en forme peuvent être des plaisirs sains, et il suffit d'un minimum d'activité physique pour obtenir de nombreux avantages sur le plan de la santé. Une étude à long terme réalisée à Harvard a démontré qu'il suffisait de dépenser cinq cents calories en marchant quinze minutes par jour pour améliorer sa santé[6].

Il suffit de faire environ une demi-heure d'exercice modéré de trois à cinq fois par semaine. Vous pouvez choisir votre activité préférée: jardinage, marche, corvées ménagères ou natation. N'importe quelle activité physique vaut mieux que l'inactivité.

L'autre raison pour laquelle les gens boudent l'exercice physique, c'est qu'ils confondent santé et forme physique. La forme physique a trait à la capacité d'absorber et d'utiliser l'oxygène et de fournir un effort physique plus grand. Elle est également reliée à la force musculaire, à l'endurance et à la souplesse. On peut être en forme sans être en santé de même qu'on peut être en santé sans être en très bonne forme. Prenez garde d'abîmer votre santé en recherchant la forme physique. L'exercice *modéré et régulier* est sain. Un exercice acharné vous met en forme et améliore votre qualité de vie, mais il ne fait rien pour la prolonger.

Il ne fait aucun doute que le poids est aussi un facteur important de santé bien qu'on ignore encore de quelle façon précise il influence celle-ci. Notre culture occidentale, obsédée par cette question, en a fait un facteur majeur de santé et d'identité. Un poids excessif ou insuffisant est dangereux, mais un poids normal et sain variera d'un individu à l'autre.

L'alimentation et les régimes alimentaires sont des sujets controversés: de nombreux rapports contradictoires donnant lieu à différentes recommandations ont été publiés sur ces sujets. Toutefois, il semble important de conserver un poids raisonnablement stable. Une étude menée auprès des diplômés de Harvard entre 1962 et 1988 a démontré que les sujets qui prenaient ou perdaient un poids considérable (cinq kilos ou plus) présentaient des risques plus élevés de maladie, ce qui laisse supposer que chaque personne a un poids naturel que le corps cherche à maintenir.

Il ne faut pas confondre obésité et poids. L'obésité est l'accumulation excessive de graisse au-delà de ce qui est jugé normal pour l'âge, le sexe et le type morphologique; elle correspond à plus de vingt pour cent de graisse chez l'homme et à plus de trente pour cent chez la femme. Ces niveaux sont arbitraires. Il suffit qu'on les fixe assez bas pour que chaque être humain entre dans la catégorie des personnes obèses. On peut avoir un poids insuffisant et être quand même obèse.

Notre préoccupation à l'égard de notre poids et l'importance de celui-ci pour l'estime de soi-même alimentent une gigantesque industrie spécialisée dans les régimes pour maigrir. Celle-ci véhicule un message bizarre, qui laisse supposer que plus votre poids est élevé, moins vous êtes en santé. Or, cela est faux même s'il ne fait aucun doute qu'au-delà d'un certain point — qui varie chez chaque individu —, un excès de poids est dangereux pour la santé puisqu'il inflige une contrainte supplémentaire au cœur et aux articulations musculo-squelettiques.

Une diète équilibrée doit être satisfaisante psychologiquement et fournir un apport quotidien équilibré d'éléments nutritifs appropriés à votre physiologie. Mais aujourd'hui, l'objectif de la nutrition a été détourné au profit du maintien d'un poids désirable défini par notre culture.

La peur de l'obésité est plus souvent reliée à l'apparence qu'à la santé. La préoccupation de notre culture à cet égard a pour conséquence le fait que quantité de gens suivent un régime inutilement. Cela a l'air tellement simple: mangez moins, maigrissez, revenez à votre régime habituel et conservez votre nouveau poids. Toutefois, cela ne marche pas comme ça. À la longue, la plupart des régimes sont inefficaces et la personne reprend du poids. Ce qui l'incite à suivre un nouveau régime. Cela peut devenir un cycle répétitif. Suivre un régime pour maigrir est le parfait exemple du refus de traiter le corps comme un système naturel, complexe et auto-organisateur.

Quand vous cessez de suivre un régime, vous engraissez plus facilement pour trois raisons:

• Le poids initial perdu se compose non pas de graisse, mais d'un mélange de glycogène (une forme de glucose emmagasiné dans les muscles et le foie qui peut être transformé immédiatement en énergie) et d'eau. L'insuffisance de glycogène peut faire baisser le taux de glycémie, entraînant la dépression, la fatigue et l'irritabilité. Des taux réduits de glycogène entraînent une réduction de la dépense énergétique et un ralentissement du rythme métabolique, car le corps utilise la nourriture d'une manière plus efficace. Or, comme il conserve ce taux réduit pendant quelque temps après la fin de votre régime, vous engraissez plus facilement. Faire de l'exercice tout en suivant un régime peut renverser ce ralentissement métabolique.

• Quand vous suivez un régime, votre corps emmagasine la graisse plus efficacement, ce qui facilite un gain de poids ultérieur.

- Après le glycogène, le corps perd les tissus dont il a le moins besoin. Si vous menez une vie sédentaire, il s'agit de tissu musculaire maigre qui, en temps normal, brûle les calories superflues. Quand vous reprenez vos anciennes habitudes alimentaires, le corps ne peut pas brûler autant de calories de sorte que vous avez de bonnes chances d'engraisser et même de dépasser votre poids antérieur. L'exercice est la seule façon de minimiser la perte de tissu maigre pendant un régime. Des études sur la perte de poids ont démontré que, même après quatre ans, le corps essaie encore de revenir à son poids initial[7].

La plupart de ces données sur le vieillissement et la santé sont bien connues et ont été diffusées dans les magazines et les journaux. Les faits sont faciles à établir. Si la connaissance des faits était suffisante, nous serions tous en meilleure santé. Pour les mettre en pratique, nous devons posséder la capacité — le savoir-faire — et les croyances nécessaires pour surmonter nos obstacles personnels.

La PNL peut être utile ici car nous pouvons l'utiliser d'une manière pratique pour réduire notre stress et nos inquiétudes, recadrer notre expérience et en tirer des généralisations favorables à notre santé. La capacité de créer des liens puissants avec les autres nous permet de nouer et d'entretenir des relations enrichissantes. La PNL nous ouvre les yeux sur nos croyances et métaphores limitatives concernant la santé et le vieillissement. Nous pouvons l'utiliser pour nous bâtir un avenir irrésistible en nous fixant des objectifs et en construisant des lignes du temps. De quelle longueur est votre ligne du temps? De quelle longueur voulez-vous qu'elle soit? Visualiser un avenir en santé et une longue ligne du temps est le premier pas vers la création de cet avenir.

Comme nous l'avons déjà mentionné, il est parfois difficile d'enrayer des habitudes malsaines, car elles présentent certains avantages. Conservez ces avantages, mais trouvez une autre manière de les obtenir, qui soit congruente avec votre santé et vos valeurs globales. Il y a incongruence quand les diverses parties de nous-mêmes poursuivent à leur propre manière des objectifs différents. Par exemple, une partie de nous veut faire de l'exercice, mais une autre ne veut pas. Une partie veut diminuer ses heures de travail, mais une autre veut les allonger afin de gagner davantage. L'incongruence est comme une guerre civile personnelle qui peut déboucher sur une impasse. La congruence résulte du fait de savoir ce que l'on veut et ce qui est important pour soi, et de prendre les mesures nécessaires pour le concrétiser d'une manière qui tient compte de ces mêmes valeurs importantes.

Au fil de notre vie, nous métabolisons notre expérience. Notre vie et nos espoirs sont gravés sur notre visage et dans notre corps. Nous incarnons nos modèles du monde. Nous sommes façonnés par nos expériences que nous déterminons en retour. Modifiez votre expérience et vous pouvez changer votre âge biologique.

Sujets de réflexion

L'homme se leurre: il prie pour avoir une longue vie et craint le grand âge.

Proverbe chinois

Ce qui rend le grand âge si difficile à supporter, ce n'est pas tant l'affaiblissement de ses facultés mentales et physiques que le poids de ses souvenirs.

W. Somerset Maugham

La probabilité de la mort double tous les huit ans à partir de la puberté.

Loi de mortalité de Gompertz

Après 70 ans, si vous vous réveillez sans ressentir aucune douleur que ce soit, vous êtes mort.

Malcolm Cowley, «About Men: Being Old»
New York Times, 26 mai 1985

Nous inventerons peut-être un élixir d'immortalité, mais il faudra une éternité pour en prouver la valeur.

Anonyme

L'utilité du vivre n'est pas en l'espace, elle est en l'usage: tel a vécu longtemps qui a peu vécu...

Montaigne

Chapitre 12

La mort

Seigneur, donne à chacun sa propre mort.
Rainer Maria Rilke

À la naissance, nous inspirons pour la première fois et au moment de la mort, nous exhalons notre dernier souffle: le cycle est complet. Peu importe le nombre d'années que nous vivons, la mort est la fin du voyage, la porte du mystère de nos origines. Aussi étrange que cela puisse paraître que de consacrer un chapitre à la mort dans un livre sur la santé, nous ne pouvons passer la mort sous silence, car elle fait partie de la vie. Le comédien ne pourrait pas donner une interprétation brillante sans la tombée du rideau, ni l'athlète, calculer son temps sans le ruban d'arrivée ni le musicien, élaborer son exécution sans la finale. Malgré les espoirs suscités par la cryogénie et les conjectures relatives à la nanotechnologie, notre fin est inéluctable.

Pourtant, la mort donne un sens à la vie. Notre temps est limité et cela confère un sentiment d'urgence à nos actions. Afin de découvrir quelle est notre tâche la plus fondamentale dans la vie, nous pouvons nous demander: «Si je devais mourir demain, quelle tâche regretterais-je le plus de ne pas avoir accomplie?» Seriez-vous satisfait de mourir sans avoir accompli cette tâche?

En vieillissant, nous avons la chance de devenir nous-mêmes de plus en plus, et la mort peut être une autre expression de ce nous plutôt qu'un événement fortuit et sans signification à craindre. Nous sommes uniques dans la vie comme nous le serons dans la mort.

La volonté de vivre

La mort est l'un des quelques sujets tabous que l'on n'aborde jamais sérieusement. Une réalité que l'on nie. Il est même illégal de mourir de vieillesse — l'Organisation mondiale de la santé l'interdit. Chacun, où qu'il se trouve dans le monde, doit mourir d'une cause précise. «Vieillesse» est une raison inacceptable sur un certificat de décès. Comme si la vie continuait éternellement à moins qu'un accident ou une maladie n'y mette fin.

Le tiers seulement de la population adulte de l'Angleterre a rédigé un testament. Non que les gens n'ont rien à laisser, mais le testament est un rappel inconfortable de notre mortalité, comme si le fait d'y penser pouvait en quelque sorte l'inviter à nous traquer. Pourtant rédiger un testament est sensé, car cela permet de régler nos affaires plus rapidement et d'une manière moins affligeante pour nos amis et notre famille.

Tant que nous nierons la mort, elle conservera son pouvoir de nous effrayer et nous prendra toujours par surprise. Le déni de la mort a aussi pour conséquence que nous n'apprenons pas à faire des adieux complets et adéquats à ceux que nous aimons quand ils meurent. Nous avons nous-mêmes du mal à affronter les pertes et à consoler ceux qui ont perdu un ami proche ou un être cher. Lorsque certaines affaires restent en suspens, il est difficile de poursuivre sa vie et de faire son deuil complètement, en laissant aller la personne dans sa chair tout en gardant son souvenir vivant dans notre cœur.

En même temps, la mort est fascinante. Nous la vivons indirectement à travers les films et les livres. Au Japon, certains chefs spécialement autorisés peuvent apprêter la chair du poisson-globe. Les dîneurs paient de grosses sommes d'argent pour pouvoir déguster ce mets délicat qui doit être préparé avec le plus grand soin car certaines parties renferment de la tétrodotoxine, l'un des poisons les plus toxiques au monde. Une minuscule goutte de ce poison peut être fatale. Le danger du fugu, comme on l'appelle, est bien connu. C'est une sorte de roulette russe gastronomique — vous mangez la possibilité de mourir — et les meilleurs chefs s'efforcent de laisser un infime soupçon du poison, suffisant pour provoquer des picotements dans la bouche et pour vous rappeler que vous flirtez avec la mort. En fait, plusieurs personnes meurent ainsi au Japon chaque année.

Comme à la roulette russe, l'un des plaisirs des dîneurs réside sans doute dans l'exquis soulagement qu'ils éprouvent à la fin du repas pour avoir taquiné la mort et survécu, et dans la croyance que, peut-être, ils sont immortels.

Votre vie vous tue-t-elle?

Jusqu'à quel âge vous permettrez-vous de vivre? Vivre vieux et en santé fait-il partie des valeurs qui vous tiennent à cœur? Dans ce cas, qu'êtes-vous prêt à faire pour créer cette vie?

Vous pouvez faire beaucoup pour influencer votre santé et votre longévité. Recherchez-vous des environnements qui vous satisfont profondément? Vous accordez-vous des moments équilibrés de repos, de détente, d'exercice et d'humour? Tâchez-vous de nouer et d'entretenir des relations intimes? Cultivez-vous le sentiment de maîtrise, l'espoir et l'optimisme? Il est utile de croire et d'espérer que l'on vivra longtemps mais cela ne suffit pas. Ces sentiments doivent être étayés par des actions. Votre environnement, votre comportement, vos modes de pensée, vos croyances et vos valeurs sont-ils tous alignés sur une vie longue et en santé? Êtes-vous satisfait de l'équilibre entre changement et stabilité qui existe dans votre vie? Accordez-vous autant d'attention à vous-même et à vos besoins qu'aux autres et à leurs besoins? Qu'est-ce qui, dans vos actions, empêche votre corps de vous servir parfaitement bien?

Voici un moment opportun pour faire le point.

Prenez deux feuilles de papier.
Sur la première, énumérez tous les aspects de votre vie qui risquent de la raccourcir. Soyez honnête et précis.
Organisez-les en fonction des niveaux logiques. Commencez par l'environnement, puis analysez vos comportements, vos habitudes et modèles de pensée, et enfin vos croyances.
Ce sont là les aspects les plus importants en regard de la santé.
Sur l'autre feuille, énumérez, par niveau logique, tous les facteurs propres à rallonger votre vie. Ici encore, soyez honnête et précis.
Ce sont là vos ressources les plus importantes.

Facteurs susceptibles de raccourcir ma vie		Facteurs susceptibles de prolonger ma vie
	Identité	
	Croyances et valeurs	
	Capacités	
	Comportement	
	Facteurs environnementaux	

La mort: une conseillère

Que signifie la mort pour vous? Il existe de nombreuses métaphores de la mort. Quand nous pensons à la mort, nous la voyons souvent comme l'obscurité, l'ennemie, la fin, une chose qu'il faut tenir à distance. Le sommeil est la métaphore la plus courante. Comment la mort pourrait-elle devenir une ressource?

Carlos Castaneda a écrit de nombreux ouvrages sur Don Juan, un mystique indien Yaqui[1]. Celui-ci voit la Mort comme une conseillère. Elle nous relie à la Terre, nous rappelle que nous faisons partie de la nature et ne sommes pas supérieurs à elle. Chaque fois que nous avons une décision à prendre, nous nous tournons vers la Mort (qui se tient derrière notre épaule gauche) et lui demandons: «Que me conseillerais-tu s'il s'agissait de ma dernière action sur Terre?»

Voilà une question fort émouvante, qui nous porte à réfléchir à nos actes. Notre dernière action sur Terre est empreinte d'une signification vraiment spéciale. Nous voulons qu'elle soit une expression très puissante de ce que nous sommes. De plus, comme rien ne garantit qu'il ne s'agit pas de notre dernière action, cela lui confère un caractère poignant. La Mort conseillère nous rappelle de faire en sorte que notre prochaine action soit une expression aussi congruente et profonde que possible de notre identité. De même que la suivante. Et la suivante. La Mort nous donne une petite tape sur l'épaule pour nous inviter à profiter le plus possible de l'instant présent.

La Mort est une conseillère sérieuse et vous préférez peut-être que ce message vous soit transmis autrement. Non qu'il faille penser constamment à la mort. L'obsession de la mort est aussi mauvaise ou même pire que le déni, mais la mort a beaucoup à nous enseigner.

Votre dernière action sur Terre

La mort est vraiment votre dernière action sur Terre. Quelle sorte de mort voulez-vous? La mort pourrait-elle être le dernier acte du drame de votre vie, l'expression profonde de votre personne? Les traditions spirituelles orientales considèrent la mort, de même que la naissance, comme une transition. Dans notre société moderne, nous commençons tout juste à voir la naissance du point de vue de la mère et de l'enfant plutôt que comme un problème médical, et à rendre l'expérience le plus confortable et accueillant possible pour eux deux. Pourrait-il en être de même pour la mort? Aux deux extrêmes de la vie, il y a certainement des questions plus importantes que la technologie médicale. Il nous semble que, à moins de l'accepter pour ce qu'elle est, nous rendons la mort plus difficile à supporter pour le mourant, les êtres qui lui sont chers et les personnes qui s'en occupent.

Voici un exercice qu'il vaut mieux faire dans un endroit tranquille, assis ou allongé, avec un esprit détendu.

> Pendant quelques instants, dans le but d'enrichir votre vie actuelle, nous vous invitons à voyager sur votre ligne du temps vers l'avenir, aussi loin qu'il se trouve, jusqu'à ce que vous atteigniez un point où vous ne pouvez ou ne voulez plus rien accomplir dans cette vie-ci. Quoi qu'il y ait, selon vous, au-delà de ce point, se trouve là dans le futur, mais nous vous invitons à vous retourner et à regarder l'instant présent.

Ce faisant, demandez-vous:

Quelles tâches voulais-je avoir accomplies une fois parvenu à ce point-ci?
Quel effet cela fait-il de les avoir accomplies?
Quel effet cela ferait-il de ne *pas* les avoir accomplies?
Comment mes actions du présent me rapprochent-elles ou m'éloignent-elles des tâches que je veux accomplir?
Quels conseils donnerais-je au moi du présent tandis que je l'observe depuis la fin de ma vie?
Quelle importance revêtent les inquiétudes de votre moi actuel vues dans cette perspective?
Quelle est l'action la plus importante que doive accomplir votre moi actuel maintenant?
Quelles émotions ressentez-vous lorsque vous regardez en arrière vers votre moi actuel?

Revenez au moment présent et réfléchissez quelques instants à ce que vous avez découvert.
Maintenant pensez à ce que vous désirez pour ce moment-là, celui où vous ne pourrez ou ne voudrez plus rien accomplir dans cette vie-ci.

Vos actions d'aujourd'hui sont un prélude à la mort que vous souhaitez. Peut-être transportez-vous un bagage mental qui vous alourdit: colère, sentiments blessés, ressentiment et culpabilité non résolus. Vous voudrez peut-être voyager plus légèrement sur le prochain segment de votre ligne du temps.

L'expérience qui consiste à se trouver face à la mort a été divisée en un certain nombre d'étapes: le déni, la colère, la négociation, la dépression, l'acceptation et enfin la guérison[2]. La guérison peut correspondre à un retour à la vie ou à la mort comme telle, au passage vers un nouvel état, à la fin d'une manière d'être. Il nous semble que nous traversons ces mêmes étapes dans la vie aussi. Nous mourons constamment à une manière d'être pour entrer dans une autre: petite enfance, enfance, adolescence, âge adulte, premières amours, condition parentale. Ce sont tous là des changements, de petites morts suivies d'une renaissance. Votre expérience de la vie vous en a déjà appris long sur la mort.

Ces réflexions nous invitent à vivre chaque jour comme s'il était le dernier et allait durer toujours. Cela peut donner des résultats magiques.

Pour citer un proverbe tibétain: «Mieux vaut vivre une journée comme un tigre que mille ans comme un mouton.»

Sujets de réflexion

On meurt comme on a vécu. Si vous avez été paranoïaque toute votre vie, vous serez sans doute paranoïaque au moment de mourir.

Dr James Cimino, directeur médical, Calvary Hospital,
New York Institute for the Terminally Ill

Alors Almira parla, disant, nous voudrions vous questionner sur la Mort.
Et il dit:
Vous voudriez connaître le secret de la mort.
Mais comment le trouverez-vous sinon en le cherchant dans le cœur de la vie?

Khalil Gibran, *Le prophète*

La vie ne cesse pas d'être amusante quand on meurt plus qu'elle cesse d'être sérieuse quand on rit.

George Bernard Shaw

En vérité pour qui est né, la mort est certaine
et certaine la renaissance pour qui est mort;
donc sur un sujet inéluctable,
tu ne saurais t'apitoyer.

Bhagavad-Gita, 2,27

Si c'est maintenant, ce n'est pas à venir;
si ce n'est pas à venir, ce sera maintenant,
pourtant cela viendra.
Le tout, c'est d'être prêt.

William Shakespeare, *Hamlet*

Chapitre 13

La congruence guérit

Là où l'amour de l'humanité existe,
l'amour de l'art de la médecine existe aussi.
Hippocrate, *Préceptes*

Voici en terminant un court chapitre pour rassembler quelques fils. La révolution du consommateur nous porte à croire que nous sommes des consommateurs de la santé, mais c'est faux, nous en sommes les créateurs — à travers nos actes, nos pensées et notre mode de vie. Notre corps absorbe et métabolise non seulement l'air et la nourriture, mais aussi le temps et l'expérience. L'usage que nous faisons de ces éléments crée notre santé à chaque instant. La médecine moderne a une vision objective, dissociée de la santé. La PNL soutient que vous devez aussi la comprendre de l'intérieur. La santé et la maladie sont des expériences subjectives. L'expérience et le monde intérieur de chaque individu sont uniques à lui-même.

Des guérisons remarquables

La capacité de guérir est un signe que nous sommes en vie. Que penser de ces mourants qui guérissent, de ces guérisons en apparence miraculeuses qui ont été rapportées en tous temps et en tous lieux? Que nous apprennent-elles sur la guérison? La PNL s'attache à modéliser l'excellence. Elle se penche sur l'exceptionnel, étudie les limites de l'expérience humaine pour comprendre les pouvoirs que nous possédons tous, mais qui dorment peut-être au fond de nous.

Comment peut-on revenir du seuil de la mort?

Un fait est remarquable: ces cas sont rarement étudiés. Les statistiques sont souvent compilées en omettant les «valeurs aberrantes» — les deux extrémités de la courbe statistique, les cas qui sont si différents des autres qu'ils ont valeur d'exception. Pourtant, ce sont précisément ces cas-là qui détiennent des réponses fascinantes.

On justifie parfois ces guérisons remarquables en disant que le diagnostic initial devait être erroné car si le patient a recouvré la santé, il n'était sans doute pas aussi malade qu'on le croyait. Voilà une logique à l'envers qui présume ce qu'elle devait démontrer au départ.

Il est rare également que les médecins risquent leur réputation en signalant les cas de guérison remarquable attribuable à une méthode psychologique ou à un traitement médical non conventionnel. Comme ils craignent que d'autres patients repoussent tout traitement médical ou y renoncent en faveur de ces autres méthodes, ils doivent agir comme si la guérison était en entier attribuable à l'intervention médicale. Il s'agit là d'une réaction logique et congruente de la part de médecins qui croient en leurs propres méthodes de traitement. Toutefois, selon nous, la clé du mystère ne réside pas dans le choix du traitement comme tel, mais plutôt dans la guérison spectaculaire du patient; or celle-ci peut être provoquée par n'importe quelle thérapie.

En fait, des guérisons remarquables surviennent à l'intérieur de tous les modèles médicaux de même qu'à l'extérieur[1]. Elles se produisent également dans des lieux de pèlerinage comme Lourdes, à la suite de régimes et de jeûnes particuliers, à travers des guérisseurs, la prière, l'imagerie mentale et même sans que l'on ne fasse rien. Certains patients ont eu recours à une combinaison de méthodes. Les traitements sont aussi variés que les patients qui les ont suivis.

Aucun style de personnalité précis n'est associé à ces guérisons extraordinaires; il n'existe pas de «personnalité encline à la guérison». La capacité de guérir est présente chez tous les types de personnalité et semble être reliée à la capacité de la personne de trouver la voie qui lui convient et non au fait qu'elle est le «bon type de personne».

Il existe quelques cas documentés de guérison remarquable malgré la rareté des études sur ce sujet. Les études les plus révélatrices laissent le patient raconter son expérience dans ses propres mots plutôt que de tenter de faire entrer celle-ci dans une catégorie préexistante. Dans ces cas, la clé semble être la congruence: le patient a trouvé une voie qui lui convenait. Quelle que soit la méthode utilisée, il est resté fidèle à lui-même. Souvent sa maladie lui donnait le choix entre respecter profondément ce qu'il était ou mourir. Ce qui ne veut pas dire que la mort ne peut pas être une façon d'être fidèle à soi-même, mais pour ces gens, à ce moment-là de leur vie, elle ne l'était pas. Leur maladie constituait un ultime défi. On retrouvait chez eux une forme particulière d'acceptation combinée à un esprit combatif. Ils acceptaient leur maladie, mais refusaient qu'elle les conduise nécessairement à la mort. Même en dernier recours, la congruence est curative. Plus le défi est de taille, plus il faut de congruence pour le relever. Les personnes qui guérissent miraculeusement d'une maladie grave voient également leur situation dans un contexte plus large, elles ressentent leur lien avec les autres et vivent une dimension spirituelle.

La santé spirituelle

La congruence est un aspect de la soif de plénitude de l'être humain, quelle que soit sa perception de celle-ci. Le corps, l'esprit et l'âme sont inséparables, et cela se reflète dans notre croissance biologique car le cerveau et le cœur se développent à partir de la même cellule embryonnaire. C'est ainsi que la guérison corporelle touche toujours en quelque sorte la vie mentale et spirituelle. Si nous pensons à la dimension spirituelle en termes de notre lien avec les autres et le monde au-delà de notre identité, alors la médecine moderne confirme l'ancien précepte qui veut que c'est en se reliant aux autres que l'on prend le mieux soin de sa santé.

Les traditions spirituelles favorisent toutes l'amélioration consciente de soi et engendrent des effets neurophysiologiques. Une étude conduite par l'immunologiste Jeffrey Levin et portant sur deux cent cinquante cas où la religion ou la spiritualité était reliée à la santé, a démontré que l'intérêt que l'on porte aux questions spirituelles exerce une influence protectrice sur la santé, peu importe l'âge, le sexe, la nationalité ou la classe sociale[2]. Cette influence est aussi indépendante de toute appartenance religieuse.

Le psychologue David McClelland, de l'université Harvard, a mené une série d'expériences largement diffusées, dans lesquelles il présentait à un groupe d'étudiants un court documentaire montrant Mère Teresa en train de soigner des malades et des mourants dans les rues de Calcutta[3]. En mesurant leur taux d'immunoglobulines (IgA), il nota un accroissement de la réaction immunitaire chez tous les sujets, quelle que soit leur opinion à l'égard de Mère Teresa. Certains la prenaient pour une mystificatrice et jugeaient son travail inutile, mais leur système immunitaire avait quand même réagi positivement. L'amour et l'affection nous touchent à un niveau profond, peu importe notre réaction consciente. (Lorsqu'on montra aux étudiants un film sur Attila, leur taux d'anticorps chuta!) McClelland découvrit également que la capacité d'aimer et de se soucier des autres semble coïncider avec des taux réduits d'hormones du stress et un taux plus élevé de cellules-T assistantes par rapport aux cellules-T suppressives, un équilibre important pour l'efficacité du système immunitaire. Nous avons beau ignorer comment l'amour provoque cela, de nombreuses preuves attestent ce fait.

Questions de santé

Quand vous tombez malade, vous pouvez faire beaucoup pour vous guérir.
Commencez par vous synchroniser avec vous-même et par déterminer votre état actuel. Voici quelques questions que vous pouvez vous poser:

Qu'est-ce que je ressens?
Qu'est-ce que j'éprouve à propos de l'état dans lequel je suis?
Comment étais-je avant de tomber malade?
Que signifie cette maladie?
Qu'est-ce que je voudrais qu'elle signifie?
De quelles ressources est-ce que je dispose pour me sentir bien?
Qu'est-ce qui me déplaît dans mon état actuel?
Quels avantages pourrait présenter la maladie à ce moment-ci de ma vie?
Que peut m'enseigner cette maladie?

Conclusions

La PNL étudie la structure de l'expérience subjective. Grâce aux outils qu'elle vous fournit, vous pouvez comprendre et modéliser vos propres états de santé. Vos états, émotions et pensées exercent une influence directe sur votre santé physique. Le monde que vous créez dans votre esprit est «réel» pour le corps. Vous pouvez modifier votre expérience en changeant la façon dont vous vous servez de vos sens intérieurement et créer le monde interne que vous voulez à travers vos systèmes de représentation et submodalités. Cela décuple vos choix et vous donne une maîtrise considérable sur votre santé. Vous ne pouvez plus être une victime. Vous ne pouvez peut-être pas modifier les événements, mais vous pouvez changer votre réaction à ces événements et minimiser ainsi votre stress.

Tous les outils de la PNL visent à renforcer votre sens du soi et votre congruence. Synchronisez-vous avec votre expérience. Utilisez vos sens pour obtenir du plaisir et aiguiser votre faculté de penser. Prenez le temps de vous relaxer ou de méditer en sachant que cela est bénéfique pour votre santé. Soyez conscient de votre état de base et servez-vous-en comme point de départ pour en créer un qui vous plaît davantage. Mettez à contribution vos aptitudes à établir un rapport pour nouer et préserver des relations solides et constructives. Servez-vous des lignes du temps et des objectifs pour bâtir un avenir qui vous inspire.

Examinez tous les niveaux logiques et la façon dont ils contribuent à vous maintenir en santé. Quels éléments favorisent votre santé et lesquels désirez-vous modifier? Il est parfois plus facile de modifier un comportement en changeant ses croyances et ses valeurs.

Continuez de vous synchroniser. Si vous vous synchronisez avec vous-même, vous établirez un rapport plus étroit avec votre corps et avec les différentes parties de vous-même, et pourrez aussi vous relier aux autres.

Il n'existe pas de santé parfaite ni de congruence parfaite. Mais c'est le cheminement qui compte et non la destination. La santé n'est pas un état parfait et rigide, mais un état qui comprend des zones de lumière et d'ombre.

La maladie n'est pas une preuve d'échec, mais plutôt une voie vers une meilleure santé, un meilleur équilibre. Elle peut représenter une transition. La maladie peut être nécessaire si votre ancien état était trop rigide. Il existe deux sortes de guérison. L'une vous ramène à votre état antérieur. Bien que cela semble souvent souhaitable, n'oubliez pas que presque tous les éléments qui ont contribué à l'éclosion de votre maladie sont toujours présents. Les maladies plus graves peuvent nécessiter une guérison génératrice, qui nous porte au-delà de la personne que nous étions et qui était sujette à cette maladie de prime abord. À moins de connaître ce type de guérison, vous tomberez de nouveau malade de la même façon. La maladie est parfois le chemin vers une meilleure santé.

Les dix indicateurs de la santé

1. Une conscience et une estime de soi-même accrues.
2. La tendance à se réserver du temps chaque jour pour se détendre et méditer.
3. La capacité constante d'entretenir des relations intimes.
4. La faculté de s'adapter au changement.
5. Un appétit chronique pour l'activité physique.
6. Les attaques de fou rire aiguës et chroniques.
7. La compulsion à s'éclater et à s'amuser.
8. Les accès répétés d'espoir et d'optimisme.
9. La tendance chronique à prendre soin de son corps.
10. Le rejet récurrent des inquiétudes.

Les expériences extatiques et le sentiment de dépasser une identité limitée sont d'autres indicateurs.

Attention! Si vous souffrez de six de ces symptômes ou plus, vous courez le risque de jouir d'une santé florissante.

Le philosophe grec Socrate est célèbre pour son précepte «Connais-toi toi-même». On dit que l'un de ses élèves lui demanda s'il suivait son propre conseil. Se connaissait-il lui-même? Socrate répondit: «Non, mais je saisis quelque chose de cette ignorance.»

Glossaire des termes de la PNL

Acuité sensorielle	Processus d'apprentissage qui consiste à établir des distinctions plus subtiles et plus utiles entre les informations sensorielles provenant de l'extérieur. L'un des quatre piliers de la PNL.
Ancrage	Fait d'associer une chose à une autre.
Ancre	Tout stimulus qui provoque une réaction. Les ancres modifient notre état. Elles peuvent se produire naturellement ou être établies intentionnellement.
À travers le temps	Organisation de la ligne du temps où le passé, le présent et l'avenir se trouvent devant soi.
Auditif	Relatif au sens de l'ouïe.
Auto-modélisation	Modélisation de vos propres états d'excellence pris comme ressources.
Calibration	Fait de reconnaître avec précision l'état d'une autre personne en décodant ses signaux non verbaux.
Capacité	Stratégie réussie que l'on utilise pour mener à bien une tâche. Un talent ou une habitude.

	Aussi un mode de pensée habituel. Un des niveaux neurologiques.
Changer d'état	Modifier son état émotif au moyen du mouvement ou d'une distraction.
Clés d'accès	Comportements subtils qui nous permettent, à travers la respiration, la posture, les gestes et les mouvements oculaires, d'adopter certains modes de pensée.
Clés d'accès visuelles	Mouvement des yeux dans certaines directions qui reflètent une forme de pensée visuelle, auditive ou kinesthésique.
Comportement	Toute activité à laquelle on se livre, y compris les processus de pensée; un des niveaux neurologiques.
Conduite	Modifier son comportement après avoir établi un rapport suffisant avec l'autre personne pour qu'elle puisse suivre.
Congruence	Accord des croyances, valeurs, compétences et actions. Fait d'avoir un rapport avec soi-même.
Conscient	Tout ce qui fait partie de la conscience du moment présent.
Croyances	Les généralisations que nous élaborons sur nous-mêmes, sur les autres et sur le monde, et les principes qui nous guident dans celui-ci; un des niveaux neurologiques.
Dans le temps	Organisation de la ligne du temps où le passé se trouve derrière soi et l'avenir

	devant, la partie «maintenant» passant à travers son corps.
Description multiple	La sagesse d'adopter divers points de vue sur un événement. Il existe trois positions perceptuelles: la première position correspond à votre réalité; la deuxième position, à celle d'une autre personne; et la troisième position est un point de vue détaché. On appelle triple description l'adoption des trois positions.
Deuxième position	Fait de voir un événement du point de vue d'une autre personne.
Dialogue interne	Dialogue avec soi-même.
Distorsion	Fait de modifier une expérience, de la rendre différente d'une certaine façon.
Environnement	Le lieu, le moment et les gens avec qui on se trouve; l'un des niveaux neurologiques.
État	La somme de nos pensées, sentiments, émotions, et énergie physique et mentale.
État affectif	*Voir* état.
État associé	Fait d'être à l'intérieur de l'expérience vécue, de la voir à travers son propre regard et de la ressentir avec tous ses sens.
État de base	Votre état d'esprit normal et habituel.
État dissocié	Fait de vivre une expérience avec du recul, de la voir et de l'entendre de l'extérieur.

Flexibilité	Fait de disposer d'un grand choix de pensées et de comportements pour atteindre un objectif. L'un des quatre piliers de la PNL.
Généralisation	Processus par lequel une expérience précise en vient à représenter toute une catégorie d'expériences.
Gustatif	Relatif au sens du goût.
Harmonisation	Adopter des aspects du comportement, des aptitudes, des croyances et des valeurs d'une autre personne dans le but d'établir un rapport.
Identité	Votre image de vous-même ou concept de soi, la personne que vous croyez être; l'un des niveaux neurologiques.
Incongruence	État caractérisé par une absence de rapport avec soi-même, par un conflit intérieur qui s'exprime à travers le comportement. Peut être séquentielle — par exemple, une action suivie de son action contraire — ou simultanée — comme de donner verbalement son accord mais en laissant percer un doute dans sa voix.
Inconscient	Tout ce qui ne fait pas partie de la conscience du moment présent.
Intention positive	Le but positif de toute action ou croyance.
Kinesthésique	Les sensations corporelles, tactiles et internes comme les sensations remémorées, les émotions et le sens de l'équilibre.

Langage corporel	Façon dont le corps communique sans mots ni son; l'apparence, les postures, gestes, jeux de physionomie et clés d'accès, par exemple.
Ligne du temps	Ligne qui relie notre passé à notre avenir; notre manière d'emmagasiner les images, les sons et les sensations de notre passé, présent et avenir.
Métamodèle	Série de modèles de langage et de questions qui relient le langage à l'expérience.
Métaphore	Communication indirecte au moyen d'une histoire ou d'une figure de style contenant une comparaison. En PNL, la métaphore comprend les comparaisons, les histoires, les paraboles et les allégories.
Modèle de la réalité	Représentation unique du monde que chaque personne construit à partir de ses propres perceptions et expériences.
Modélisation	Processus qui consiste à dégager la séquence d'idées et de comportements qui permet à une personne d'accomplir une tâche. Le fondement de la PNL.
Niveau spirituel	Niveau d'expérience qui dépasse celui de l'identité et dans lequel vous êtes le plus vous-même, exprimez le plus profondément votre Soi supérieur et êtes le plus étroitement relié aux autres; un des niveaux neurologiques.
Niveaux logiques	*Voir* niveaux neurologiques.

Niveaux neurologiques	Différents niveaux d'expérience: environnement, comportement, capacité, croyances, identité et niveau spirituel.
Nominalisation	Terme linguistique désignant le processus qui consiste à transformer un verbe en nom abstrait; aussi le substantif ainsi formé. Par exemple, «entrer en relation» devient «la relation»: un processus est chosifié.
Objectif	Résultat spécifique, désiré et ancré dans une réalité sensorielle. On sait ce que l'on verra, entendra et sentira une fois son objectif atteint. Un des quatre piliers de la PNL.
Olfactif	Relatif au sens de l'odorat.
Omission	Suppression d'une partie de son expérience.
Opérateurs modaux	Figures linguistiques qui imposent une ligne de conduite; par exemple «devrais», «dois», «peux», «ne peux pas».
Présuppositions	Idées ou croyances présupposées, c.-à-d. qui sont tenues pour assurées et engendrent des comportements précis.
Première position	Fait de percevoir le monde de son propre point de vue seulement. Fait d'être en contact avec sa propre réalité intérieure. L'une des trois positions perceptuelles, les autres étant la deuxième et la troisième position.
Programmation neurolinguistique	L'étude de l'excellence et de la structure de l'expérience subjective.

Rapport	Relation fondée sur la confiance et la réceptivité que l'on établit avec soi ou avec autrui. L'un des quatre piliers de la PNL.
Recadrage	Fait de voir une expérience dans une optique différente, de lui attribuer une nouvelle signification.
Ressources	Tout ce qui peut nous aider à atteindre un objectif, c.-à-d. physiologie, états, pensées, croyances, stratégies, expériences, personnes, événements, possessions, lieux, histoires, etc.
Stratégie	Séquence de pensées et de comportements pouvant être répétée qui provoque toujours le même résultat particulier.
Submodalités	Distinctions subtiles que nous établissons à l'intérieur de chaque système de représentation, les qualités de nos représentations internes, les plus petits blocs de construction de nos pensées.
Synchronisation	Fait d'établir et de conserver un rapport avec une personne pendant un certain temps en la rencontrant dans son modèle de la réalité. Se synchroniser avec soi-même, c'est être attentif à son expérience sans essayer aussitôt de la changer.
Synchronisation somatique	Fait de prêter attention à ce que l'on ressent dans son corps.
Système de représentation préféré	Le système de représentation qu'une personne utilise le plus souvent pour penser consciemment et organiser son expérience.

Systèmes de représentation	Les différents canaux sensoriels que nous utilisons pour nous représenter l'information intérieurement: visuel (vue), auditif (ouïe), kinesthésique (sensations corporelles), olfactif (odorat) et gustatif (goût).
Triple description	Fait de se placer dans les première, deuxième et troisième positions pour observer un événement.
Troisième position	Fait d'adopter le point de vue d'un observateur détaché, approche systémique.
Valeurs	Ce qui nous tient à cœur, la santé, par exemple.

Glossaire des termes médicaux

ACTH (adrénocorticotrophine)	Hormone sécrétée par la glande pituitaire; cette hormone stimule les glandes surrénales qui produisent alors du cortisol.
Adrénaline (épinéphrine)	Hormone sécrétée par les médullosurrénales sur l'ordre du système nerveux sympathique en vue de préparer le corps à l'action.
Adrénocorticotrophine	*Voir* ACTH.
Agents pathogènes	Agents tels que les bactéries et les virus qui sont responsables de la maladie.
Aigu	Apparition soudaine de symptômes ou d'une douleur qui ne dure pas longtemps.
Allergène	Substance capable de provoquer une allergie chez la personne qui y est sujette; par exemple, le chocolat, la poussière, le venin de guêpe, le pollen.
Allergie	Hypersensibilité du système immunitaire causée par une réaction aux allergènes présents dans l'environnement.
Analgésique	Médicament propre à soulager la douleur.

Anatomie	Étude de la structure du corps.
Antibiotiques	Catégorie de médicaments anti-infectieux puissants.
Anticoagulant	Substance chimique qui empêche la formation de caillots sanguins; exemple, l'héparine.
Anticorps	Protéine produite par le système immunitaire pour rendre certains antigènes inoffensifs.
Antigène	Toute substance ou organisme qui stimule la production d'anticorps par le système immunitaire.
Asthme	État allergique dans lequel le corps réagit en rétrécissant les bronches, provoquant ainsi des problèmes respiratoires. Les crises d'asthme graves peuvent être fatales.
Bactéries	Micro-organismes composés d'une cellule unique et omniprésents dans l'environnement. Peuvent causer la maladie chez les hôtes vulnérables.
Cancer	Tumeur maligne consistant en cellules anormales qui se multiplient de façon anormale et illimitée.
Carcinogène	Substance pouvant causer le cancer.
Cellules bêta	Cellules du système immunitaire qui se multiplient et produisent des anticorps destinés à neutraliser des antigènes spécifiques.

Cellules NK (tueuses naturelles)	Cellules immunitaires qui détruisent les cellules cancéreuses et les cellules infectées par un virus.
Cellules-T	Cellules immunitaires fabriquées dans la moelle épinière et emmagasinées dans le thymus. Les cellules «tueuses» détruisent les cellules cancéreuses et les cellules infectées par un virus. Les cellules «assistantes» préviennent le système immunitaire qu'il doit entrer en action. Les cellules «suppressives» inhibent cette action une fois le combat terminé.
Cholestérol	Substance grasse produite dans le corps. En quantité excessive, le cholestérol est associé à un risque accru de maladie cardiaque.
Chronique	De longue durée ou récurrent.
Cortisol	Puissante hormone surrénalienne libérée lors d'une réaction au stress. Elle modifie le tonus musculaire, augmente la sécrétion d'acides dans l'estomac et possède un effet anti-inflammatoire et immunosuppressif.
Diabète	Troubles du métabolisme des hydrates de carbone qui entraînent la présence de quantités excessives de sucre dans le sang. Peut apparaître sous forme de maladie auto-immune.
Diagnostic	Identification de la maladie ou du malaise à partir des symptômes.
Endorphine	Analgésique naturel fabriqué par le corps.

Enképhaline	Analgésique naturel fabriqué par le corps.
Épinéphrine	*Voir* Adrénaline.
Épreuve en double anonymat ou à double insu	Procédé utilisé pour vérifier l'efficacité d'un médicament par rapport à une substance inerte (placebo). Ni les patients ni le propharmacien ne savent qui reçoit le placebo et qui reçoit le médicament.
Facteur de stress	Expérience qui provoque un stress.
Facteur libérateur de corticotrophine	Hormone sécrétée par l'hypothalamus qui régule la libération d'adrénocorticotrophine par la glande pituitaire.
Glande pituitaire	Petite glande située à la base du cerveau et fixée à l'hypothalamus. Glande maîtresse du système endocrinien, elle sécrète des hormones qui agissent sur les autres glandes endocrines.
Glandes endocrines	Série de glandes gouvernées par la glande pituitaire qui sécrètent les hormones.
Glandes surrénales	Glandes endocrines situées au-dessus de chaque rein. L'enveloppe externe (le cortex) produit des hormones stéroïdiennes sous le contrôle de l'ACTH. La partie interne (les médullosurrénales) sécrète les hormones appelées adrénaline (épinéphrine) et noradrénaline (norépinéphrine).
Histamine	Substance sécrétée par les mastocytes qui dilate les capillaires et contracte les muscles entourant les bronches. Elle joue un rôle important dans les réactions allergiques.

Hormone	Messager chimique sécrété par une glande endocrine qui produit des effets profonds sur le corps. Exemples, la testostérone et l'insuline.
Hypertension artérielle	Pression sanguine élevée.
Hypothalamus	Petite portion du cerveau antérieur étroitement associée au système nerveux autonome et au système endocrinien. Il régule de nombreuses fonctions corporelles inconscientes comme la faim et la température.
Immunité cellulaire	L'un des deux moyens que possède le système immunitaire pour défendre le corps et qui consiste à utiliser des cellules spécialisées pour détruire les tumeurs, les parasites et les virus qui sont reconnus comme étrangers au corps.
Immunité humorale	Immunité due à la présence d'antigènes qui entraîne la production d'anticorps.
Immunoglobuline	Chaînes de protéines complexes situées sur la surface des cellules immunitaires.
Immunologie	Étude du système immunitaire.
Incapacité apprise	*Voir* résignation acquise.
Inflammation	Enflure d'un tissu commandée par le système immunitaire qui constitue l'une des réactions du corps à toute blessure.
Leucocytes	Globules blancs du système immunitaire.
Lymphocytes	Cellules immunitaires produites et transportées principalement par le système lymphatique.

Macrophages	Cellules immunitaires qui dévorent les déchets cellulaires.
Maladie	Processus pathologique démontrable qui peut toucher le corps tout entier ou n'importe laquelle de ses parties.
Maladie auto-immune	État causé par la réaction du système immunitaire à un antigène qui fait partie du corps lui-même. Exemple, la polyarthrite rhumatoïde.
Maladie iatrogénique	Maladie causée par le traitement médical.
Malaise	Sentiment subjectif de mauvaise santé; peut être causé par une maladie.
Mastocytes	Cellules immunitaires qui sécrètent l'héparine, la sérotonine et l'histamine, toutes substances aux propriétés anti-inflammatoires.
Médecine allopathique	Terme utilisé pour décrire la médecine moderne et qui couvre toutes les méthodes de traitement de la maladie.
Médecine holistique	Approche qui vise à traiter le patient comme une personne entière et non seulement les symptômes de la maladie dans son corps.
Médecine homéopathique	Modèle médical qui traite la personne tout entière. Il utilise des préparations très diluées de substances pouvant produire les mêmes symptômes ou des symptômes similaires.
Métabolisme	Ensemble des transformations qui s'accomplissent dans le corps et produisent de l'énergie.

Morphine	Puissant analgésique.
Neurologie	Étude du système nerveux.
Neuropeptide	Neurotransmetteur composé d'acides aminés.
Neurotransmetteurs	Substances chimiques sécrétées aux extrémités nerveuses qui provoquent des changements physiologiques. Principal moyen de communication des nerfs entre eux.
Neutrophiles	Cellules immunitaires qui dévorent les bactéries.
Nocebo	Sorte de placebo qui produit des effets indésirables comme la nausée, des réactions allergiques ou une dépendance.
Noradrénaline (norépinéphrine)	Hormone qui agit comme neurotransmetteur et est formée par les terminaisons nerveuses du système nerveux sympathique.
Norépinéphrine	*Voir* Noradrénaline.
Ostéoporose	Diminution graduelle de la densité osseuse qui rend le squelette plus fragile.
Pathologie	Étude de la maladie.
Phagocyte	Cellules immunitaires qui détruisent les antigènes en les dévorant.
Physiologie	Étude des fonctions physiologiques ou description des aspects physiologiques de la personne.

Placebo	Substance inerte ou traitement qui n'a pas d'effet direct sur la maladie mais peut la guérir parce qu'elle mobilise les pouvoirs naturels de guérison du patient.
Placebo actif	Médicament ayant un effet physiologique certain qui n'influe pas directement sur la maladie pour laquelle il est prescrit.
Polyarthrite rhumatoïde	Maladie auto-immune chronique dans laquelle le système immunitaire attaque le tissu conjonctif des articulations, ce qui provoque une inflammation.
Pression sanguine	Force exercée par le sang contre les parois des artères.
Pronostic	Prédiction touchant l'évolution de la maladie.
Psychoneuroimmunologie	Branche de la médecine qui étudie la relation entre l'esprit, le système nerveux et le système immunitaire.
Radicaux libres	Molécules réactives produites naturellement dans le corps qui ont le pouvoir d'endommager les cellules.
Résignation acquise	Théorie qui veut que l'on peut conditionner les gens à se sentir impuissants en leur faisant croire que rien ne peut être fait pour résoudre un problème ou redresser une situation. Expression créée par Martin Seligman.
Rythmes ultradiens	Rythmes naturels de repos, d'activité et de dominance hémisphérique qui se succèdent dans une journée.

Santé	État naturel d'équilibre et de bien-être qui règne dans l'esprit, le corps et l'âme.
Sérotonine	Important neurotransmetteur qui gouverne le repos et le sommeil.
Stress	Réaction de combat ou de fuite qui active le système nerveux sympathique et entraîne la libération d'un grand nombre d'hormones et de neurotransmetteurs. Le stress chronique endommage le corps et peut provoquer une élévation de la pression sanguine, des troubles de la digestion et du sommeil, des maux de tête et accélérer le vieillissement.
Style attributif	Manière pessimiste ou optimiste d'expliquer les événements en recourant à l'omission, la distorsion et la généralisation.
Système immunitaire	La partie du corps qui protège notre identité physiologique en combattant les antigènes.
Système limbique	Partie du cerveau moyen principalement associée à l'expression émotive.
Système lymphatique	Système circulatoire des cellules immunitaires. La lymphe s'accumule dans les ganglions lymphatiques situés à plusieurs endroits du corps.
Système nerveux autonome	Partie du système nerveux qui gouverne certains processus inconscients comme la fréquence cardiaque et la digestion. Il se divise en deux branches: le système sympathique, qui active, et le système parasympathique, qui calme.

Système nerveux central	Le cerveau et la moelle épinière.
Système nerveux parasympathique	Branche du système nerveux autonome qui produit un effet calmant sur de nombreux processus inconscients comme la fréquence cardiaque et la digestion.
Système nerveux sympathique	Branche du système nerveux autonome qui stimule de nombreux processus inconscients comme la digestion et la fréquence cardiaque.
Thymus	Petite glande située sous la clavicule qui emmagasine les cellules-T du système immunitaire.
Tryptophane	Acide aminé nécessaire à la fabrication de la sérotonine.
Verrue	Excroissance cutanée inoffensive causée par un virus.
Virus	Minuscule agent infectieux qui peut seulement croître et se reproduire à l'intérieur des cellules vivantes. Le virus envahit la cellule et prend sa place afin de produire d'autres virus.

Bibliographie

Voici un choix d'ouvrages généraux sur la santé que nous trouvons intéressants et utiles.

Borysenko, Joan, *Penser le corps, panser l'esprit,* InterÉditions, 1988.

Chopra, Deepak, *Le corps quantique,* InterÉditions, 1990.

——, *Un corps sans âge un esprit immortel,* InterÉditions, 1994.

Dilts, Robert, Hallbom, Tim et Smith, Suzi, *Croyances et santé,* Desclée de Brouwer: la Méridienne, 1994.

Dossey, Larry, *Ces mots qui guérissent,* Lattès, 1995.

Kabat-Zinn, Jon, *Où tu vas, où tu es,* Lattès, 1996.

Kübler-Ross, Elizabeth, *Les derniers instants de la vie,* Labor et Fides, 1975.

Kuhn, Thomas, *La structure des révolutions scientifiques,* Flammarion, 1983.

O'Connor, Joseph et Seymour, John, *Introduction à la PNL,* Vigot, 1995.

Nuland, Sherwin, *Mourir: réflexions sur le dernier chapitre de la vie,* InterÉditions, 1994.

Ornstein, Robert et Sobel, David, *Les vertus du plaisir,* Laffont, 1992.

Pearson, Durk et Shaw, Sandy, *Life extension: guide scientifique et pratique pour vivre plus longtemps,* InterÉditions, 1993.

Pelletier, Kenneth, *Le pouvoir de se guérir ou de s'autodétruire,* Québec-Amérique, 1989.

Peterson, Christopher et Bossio, Lisa, *Optimisme et santé,* Lattès, 1993.

Selye, Hans, *Le stress de la vie,* Gallimard, 1975.

Siegel, Bernie, *L'amour, la médecine et les miracles,* Laffont, 1989.

Simonton, O. Carl et Stephanie, *L'aventure d'une guérison,* J'ai lu, 1994.

Strabanek, Petr et McCormick, James, *Idées folles, idées fausses et médecine,* O. Jacob, 1992.

Ressources sur la PNL et la santé

Belgique

Institut Ressources PNL
37, Bois Pirart
B-1320 Genval
Tél.: 02 653 07 44

Synergie
Rie Hollebeek 24
B-1630 Linkbeek
Tél.: 02 380 4392

Canada

Centre de PNL de Québec
2662, chemin de Toulon
Sillery (Québec)
G1T 1X8
Tél.: (418) 659-6107

Centre Québécois de PNL
180, Victoria
Longueuil (Québec)
J4H 2V5
Tél.: (514) 679-3571

Excellence Illimitée
62, Aberden
Saint-Lambert (Québec)
J4P 1R4
Tél.: (514) 671-6457

Institut Meta PNL de Québec
Case postale 194
Aylmer (Québec)
J9H 3L0
Tél.: (613) 748-3344

PNL Saguenay
2509, Potvin
Jonquière (Québec)
G7S 4L8

Syntonie
1530, Ken
Saint-Lambert (Québec)
Tél.: (514) 672-6384

France

IFPNL
15, rue Auguste-Vitu
75015 Paris
Tél.: 1 45 75 30 15

NLP Sans Frontières
12, rue des Marronniers
75016 Paris
Tél.: 1 45 25 86 98

PHARE
(The Neuro-Linguistic Society)
123, rue du Faubourg-Poissonnière
75009 Paris
Tél.: 1 48 78 54 37

Repère
78, avenue du Général-Michel-Bizot
75012 Paris
Tél.: 1 43 46 00 16

Jane Turner
41, rue de la Plaine
75020 Paris

Luxembourg

NLP International
14, rue du Cimetière
L-7313 Heisdorf
Tél.: 352 33234 85

Notes

Chapitre 1

1. Inglefinger, F., «Health: a matter of statistics or feeling?», *New England Journal of Medicine* 296 (1977), pp. 448-9.
2. *North Eastern Journal of Medicine,* 24 août 1995.
3. *Lancet*, 20 novembre 1993.
4. Calhoun, J., «Population density and social pathology», *Scientific American,* 206 (1962), pp. 139-148.
5. Ulrich, R., «View through a window may influence recovery from surgery», *Science* 224, 27 avril 1984, pp. 420-1.
6. Wilson, L., «Intensive care delirium: the effect of outside deprivation in a windowless unit», *Archives of Internal Medicine* 130 (1972), pp. 225-6.
7. Syme, L., *People Need People,* Institute for the Study of Human Knowledge, 1982.

Chapitre 2

1. Berkman, L. et Syme, S., «Social networks, host resistance and mortality: a nine year follow-up study of Ameda County residents», *American Journal of Epidemiology* 109 (1979), pp. 186-204.
2. House, J., Landis, K. et Umberson, D., «Social relationships and health», *Science* 241 (1988), pp. 540-5.
3. Thomas, P.D., Goodwin, J.M. et Goodwin, J.S., «Effect of social support on stress-related changes in cholesterol level, uric acid level and immune function in an elderly sample», *American Journal of Psychiatry* 142 (6) (1985), pp. 735-7.
4. *On trouve un examen approfondi du lien entre l'hostilité et les maladies cardiovasculaires dans* Chestney, M. et Rosenman, R. (éd.), *Anger and Hostility in Cardiovascular and Behavioural Disorders,* Hemisphere Publishing Corporation, 1985.
5. Persky, V., Kempthorne-Rawson, J. et Shekelle, R., «Personality and risk of cancer: 20 year follow-up of the Western Electric Study», *Psychosomatic Medicine* 49 (1987), pp. 435-49.

6. Carney, R. *et al., Psychosomatic Medicine* (1989).
7. Dillon, K., Minchoff, B. et Baker, K., «Positive emotional states and enhancement of the immune system», *International Journal of Psychiatry in Medicine* 15 (1985-6), pp. 13-17.
8. Cousins, Norman, *La volonté de guérir,* Seuil, 1980.
9. Ekman, Paul *et al., Emotion in the Human Face,* Pergamon, 1972.

Chapitre 3

1. Ader, R., «Behavioural conditioning and the immune system», dans Temoshok, L., Van Dyke, C. et Zegans, L. (éd.), *Emotions in Health and Illness,* Gruner and Stratton, 1983.
2. Ader, R. (éd.), *Psychoneuroimmunology,* Academic Press, 1981.
3. *Voir* O'Connor, J. et Seymour, J., *Introdution à la PNL,* Vigot, 1995 *et* O'Connor, J. et McDermott, I., *Principles of NLP,* Thorsons, 1996.
4. *Voir* James, T., *Timeline Therapy and the Basis of Personality,* Meta Publications, 1988 *et* O'Connor J. et Seymour, J., *Introduction à la PNL,* Vigot, 1995.

Chapitre 4

1. Kaplan, G. et Camacho, T., «Perceived health and mortality: a nine year follow-up of the human population laboratory cohort», *American Journal of Epidemiology* 11 (1983), pp. 292-304 *et* Mossey, J. et Shapiro, E., «Self-rated health: a predictor of mortality among the elderly», *American Journal of Public Health* 72 (1982), pp. 800-8.
2. Kent, Anne, «Hope for a cure», *The Sunday Times,* 19 novembre 1995.
3. Ornstein, R. et Sobel, D., *The Healing Brain,* Simon and Schuster, 1987.
4. Williams, R., «Curing Type A: the trusting heart», *Psychology Today,* janvier-février 1989, pp. 36-42.
5. Mackenzie, J., «The production of the so-called "rose cold" by means of an artificial rose», *American Journal of Medical Science* 9 (1886), pp. 45-57.
6. Pennebaker, J., Hughes, C. et O'Heeron, R., «The psychophysiology of confession: linking inhibitory and psychosomatic processes», *Journal of Personality and Social Psychology* 52(4) (1987), pp. 663-76.
7. House, J., Robbins, C. et Metzner, H., «The association of social relationships and activites with mortality», *American Journal of Epidemiology* 116 (1982), pp. 123-40.
8. Katcher, A. *et al.*, «The physiological consequences of interaction with the living environment», dans Katcher, A. et Beck, A. (éd.), *New Perspectives on our Lives with Animal Companions,* University of Pennsylvania Press, 1983.
9. Goleman, D., «Probing the enigma of multiple personnality», *The New York Times,* 28 juin 1988.
10. Dilts, R., *Changing Belief Systems with NLP,* Meta Publications, 1990 *et* Dilts, R., Hallbom, T. et Smith, S., *Croyances et santé,* Desclée de Brouwer, la Méridienne, 1994.

Chapitre 5

1. Evans, F., «Expectancy, therapeutic instructions and the placebo response», dans White, L., Tursky, B et Schwartz, G. (éd.), *Placebo: Theory, Research and Mechanism,* Guildford Press, 1985, pp. 215-28.
2. Evans, F., «The placebo response in pain control», *Psychopharmacology Bulletin* 17 (2) (1981), pp. 72-9.
3. Morris, J. et Beck A., «The efficacy of antidepressant drug», *Archives of General Psychiatry* 30 (1974), pp. 667-74.
4. Wolf, S., «The pharmacology of placebos», *Pharmacological Reviews* 11 (1959), pp. 689-714.
5. Park, L. et Covi, L., «Nonblind placebo trial», *Archives of General Psychiatry* 12 (1965), pp. 336-45.
6. Cobb, L., Thomas, G., Dillard, D., Merindino, K. et Bruce, R., «An evaluation of internal-mammary artery ligation by a double blind technic», *New England Journal of Medicine* 260 (1959), pp. 1115-18.
7. Diamond, E., Kittle, C. et Crockett, J., «Comparison of internal mammary artery ligation and sham operation for angina pectoris», *American Journal of Cardiology* 5 (1960), pp. 484-86.
8. Thomsen, J. *et al.*, «Placebo effect in surgery for Menière's disease: three year follow-up», *Otolaryngology — Head and Neck Surgery* 91 (1983), pp. 183.
9. Finney, J., «Discussion of papers on shock», *Annals of Surgery* 100 (1934), p. 746.
10. Cheek, D. et Rossi, E., *Mind Body Therapy,* Norton, 1988, pp. 113-30.
11. Wolf, S., «Effects of suggestion and conditioning on the action of chemical agents in human subjects: the pharmacology of placebos», *Journal of Clinical Investigation* (29) (1959), pp. 100-9.
12. Klopfer, B., «Psychological variables in human cancer», *Journal of Projective Techniques* 21 (1957), pp. 331-40.
13. Cité dans Cousins, N., *The Healing Heart,* Norton, 1983.
14. Thomas, K., «General practice consultations: is there any point in being positive?», *British Medical Journal* 294 (1987), pp. 1200-2.
15. Blackwell, B., Bloomfield, S. et Buncher, C., «Demonstration to medical students of placebo response and non drug factors», *Lancet* 1 (1972), pp. 1279-82.
16. Branthwaite, A. et Cooper, P., «Analgesic effect of branding in treatment of headaches», *British Medical Journal* 282 (1981), pp. 1576-8.
17. Roberts, H., «The magnitude of non specific effects», texte présenté à la Conference on Examining Research: Assumptions on Alternative Medical Systems, National Institutes of Health, Bethseda, 11-13 juillet 1994.

Chapitre 6

1. Pert, C., Ruff, M., Weber, R. et Herkenham, M., «Neuropeptides and their receptors: a psychosomatic network», *Journal of Immunology* 135 (2) (1985).

2. Blalock, E., Harbour-McMenamin, D. et Smith, E., «Peptide hormones shaped by the neuroendocrine and immunologic systems», *Journal of Immunology* 135 (2) (1985), pp. 858-61.
3. Smith, E. et Blalock, E., *Journal of the Proceedings: National Academy of Science* 78 (1981), p. 7530.
4. Hall, H. *et al.*, «Voluntary modulation of neutrophic adhesiveness using a cyberphysiologic strategy», *International Journal of Neuroscience* 63 (1992) pp. 287-97.
5. Schleifer, S., Keller, S., Camertino, J. *et al.*, «Suppression of lymphocyte stimulation following bereavement», *Journal of the American Medical Society* 250 (3) (1983), pp. 374-7.
6. Lund, J. et H., «Asthma management», étude qualitative présentée au Congress of the European Respiratory Society (Congrès de la société respiratoire européenne), octobre 1994.
7. Dilts, R., Hallbom, T. et Smith, S., *Croyances et santé*, Desclée de Brouwer: la Méridienne, 1994.

Chapitre 7

1. Lown, B., «Introduction», dans Cousins, N., *The Healing Heart,* Norton, 1983, pp. 11-29.
2. «Is grief an illness?», éditorial, *Lancet 2* (1976) p. 134.
3. Shukla, G., «Asneezia: a hitherto unrecognised psychiatric symptom», *British Journal of Psychiatry* 147 (1985), pp. 564-5.
4. Sweet, W., Obrador, S. et Martin-Rodriguez, J. (éd.), *Neurological Treatment in Psychiatry, Pain and Epilepsy,* University Park Press, 1977.
5. Malinow, K., Lynch, J., Foreman, P., Friedmann, E. et Long, J., «Automated blood pressure recording: the phenomenon of blood pressure elevations during speech», *Angiology* 33 (7) (1982), pp. 474-9.
6. En particulier les études contenues dans le *British Medical Journal* 1 (6053) (1977), pp. 67-70 et dans *Acta Anaesthesiology Scand* 36 (6) (1992), pp. 519-25.
7. Reilly, D., *Lancet,* 10 décembre 1994.

Chapitre 8

1. Selye, H., «The general adaptations syndrome and the diseases of adaptation», *Journal of Clinical Endocrinology* 6 (2) (1946), pp. 117-230.
2. Selye, H., *Le stress de la vie,* Gallimard, 1975.
3. Kobasa, S., «Stressful life events, personality and health: an enquiry into hardiness», *Journal of Personality and Social Psychology* 37 (1) (1979), pp. 1-11.
4. Maddi, S. et Kobasa, S., *The Hardy Executive: Health Under Stress*, Dow Jones-Irwin, 1984.
5. McClelland, D., Florr, E., Davidson, R. et Sharon, C., «Stressed power motivation, sympathetic activation, immune function and illness», *Journal of Human Stress* 6 (2) (1980), pp. 11-9.

6. Marx, J., «Coronary artery spasms and heart disease», *Science* 208 (1980), pp. 1127-30.
7. Levy, S., «Behaviour as a biological response modifier: the psychoneuroendocrine network and tumour immunology», *Behavioural Medicine Abstracts* 6 (1), (1985), pp. 1-4.
8. Mumford, E., Schlesinger, H. et Glass, G., «The effects of psychological intervention on recovery from surgery and heart attacks: an analysis of the literature», *American Journal of Public Health* 72 (2) (1982), pp. 141-51.
9. Bandura, A., «Self-efficacy towards a unifying theory of behavioural change», *Psychological Review* 84 (1977), pp. 191-215.
10. Bandura, A., «Perceived self-efficacy in the exercise of control over AIDS infection», document présenté au National Institute of Mental Health et à la Drug Abuse Research Conference on Women and AIDS, Bethseda, MD, 1987.
11. Seligman, M., «Helplessness and explanatory style: risk factors for depression and disease», document présenté à la rencontre annuelle de la Society of Behavioural Medicine, San Francisco, mars 1986, *voir aussi* Peterson, C. et Seligman, M., «Causal explanations as a risk factor for depression: theory and evidence», *Psychological Review* 91 (3) (1984), pp. 347-74.
12. Peterson, C., Seligman, M. et Valliant, G., «Pessimistic explanatory style is a risk factor for physical illness: a thirty five year longitudinal study», *Journal of Personality and Social Psychology* 55 (1988), pp. 23-7, *voir aussi* Peterson, C. et Bossio, L., *Optimisme et santé,* Lattès, 1993 qui contient un résumé de cette expérience.
13. *Voir* O'Connor, J. et McDermott, I., *Principles of NLP,* Thorsons, 1996 *ainsi que* O'Connor, J. et Seymour, J., *Introduction à la PNL,* Vigot, 1995.

Chapitre 9

1. Bandler, R. et Grinder, J., *The Structure of Magic,* Science and Behaviour Books, 1975.

Chapitre 10

1. *Voir* O'Connor, J. et Seymour, J., *Introduction à la PNL,* Vigot, 1995.
2. *Pour lire les rapports complets sur les études, voir* Wallace, R., *The Neurophysiology of Enlightenment,* Maharishi International University Press, 1991.
3. Rosenfeld, A., «Music, the beautiful disturber», *Psychology Today,* décembre 1985.
4. Brickman, P., «Adaptation level determinants of satisfaction with equal and unequal outcome distributions in skill and change situations», *Journal of Personality and Social Psychology* 32 (1975), pp. 191-8.
5. Brodie, R., «Anatomy of a laugh», *American Health,* novembre/décembre 1983, pp. 42-7.
6. Dillon, K., Minchoff, B. et Baker, K., «Positive emotional states and enhancement of the immune system», *International Journal of Psychiatry in Medicine* 15 (1985), pp. 13-17.

7. Cogan, R., Cogan, D., Waltz, W. et McCue, M., «Effects of laughter and relaxation on discomfort thresholds», *Journal of the Society of Behavioural Medicine»* 10 (2) (1987), pp. 139-44.
8. Berk, L. *et al.*, «Laughter decreases cortisol, epinephrine and 3,4-dihydroxyphenyl acetic acid (DOPAC) abstracts», *Journal of the Society of Behavioural Medicine* (1988).
9. Krueger, J., Karnovsky, M., «Sleep and the immune response», *Annals of the New York Academy of Science* 496 (1987), pp. 510-16.
10. Wingard, D. et Berkman, L., «Mortality risk associated with sleeping patterns among adults», *Sleep* 6 (2) (1983), pp. 102-7.
11. Goldstein, L., Stotzfus, L. et Gardocki, J., «Changes in interhemispheric amplitude relationships in EEG during sleep», *Physiology and Behaviour* 8 (1972), pp. 811-15.
12. Klein, R. et Armitage, R., «Rhythms in human performance: one and a half hour alterations in cognitive style», *Science* 204 (1979), pp. 1326-8.
13. Friedman, S., «A psychophysiological model for the chemotherapy of psychosomatic illness», *Journal of Nervous and Mental Diseases* 166 (1978), pp. 110-16, *voir aussi* Friedman, S., Kantor, I., Sobel, S. et Miller, R., «On the treatment of neurodermatitis with monomine oxidase inhibition 66», *Journal of Nervous and Mental Diseases* 166 (1978), pp. 117-25.

Chapitre 11

1. *Voir* Sharma, H., *Freedom from Disease,* Maharishi International University Press, 1994.
2. *Voir* Robinson, P., «Research update: the older worker», *Generations,* été 1983, *voir aussi* Schwwab, D. et Heneman, H., «Effects of age and experience on productivity», *Industrial Gerontology* 4 (1977), 2 *et* US Department of Labour, *The Older American Workers: Age Discrimination in employment,* 1965 *et* US Senate Committee on Human Resources, *Findings on Age, Capacity and Productivity,* 1977.
3. Dilts, R. et Hollander, J., *NLP and Life Extension: Modelling longevity,* Dynamic Learning Publications, 1990.
4. Wallace, R., Jacobe, E. et Harrington, E., «The effects of the Transcendental Meditation and TM-sidhi program on the aging process», *International Journal of Neuroscience* 16 (1) (1982), pp. 53-8.
5. *Health Education Authority and Sports Council, Allied Dunbar National Fitness Survey: Main Findings*, Sports Council and HEA, 1992, *voir aussi* Blair, S. *et al.*, «Physical fitness and all-cause mortality: a prospective study of healthy men and women», *Journal of the American Medical Association* 262 (1989), pp. 2395-401.
6. Paffenenbarger, R., Hyde, R., Wing, W. *et al.*, «Physical activity, all-cause mortality and longevity of college alumni», *New England Journal of Medicine,* mars 314 (1986), pp. 605-13.
7. *British Medical Journal* 310, 18 mars 1995, p. 750.

Chapitre 12

1. Castaneda, C., *Le Voyage à Ixtlan,* Gallimard, 1989.
2. Kübler-Ross, E., *Les Derniers instAnts de la vie*, Labor et Fides, 1975.

Chapitre 13

1. *Lire un excellent survol du sujet dans* Hirshberg, C. et Barasch, M., *Remarkable Recovery,* Riverhead Books, 1995.
2. Levin, J., «Religion and health: Is there an association, is it valid and is it causal?», *Social Science and Medicine* 38, 11 (1994), p. 1478.
3. McClelland, D., «Motivation and immune function in health and disease», document présenté lors de la rencontre de la Society of Behavioural Medicine, mars 1985.

Table des matières

imprimerie gagné ltée

IMPRIMÉ AU CANADA